ホスピス緩和ケア白書2023

アドバンス・ケア・プランニング（ACP）の概念と実践への取り組み

編集 ────── 木澤　義之（筑波大学 医学医療系）

志真　泰夫（筑波メディカルセンター ）

髙宮　有介（昭和大学医学部 医学教育学講座 ）

恒藤　　暁（京都大学大学院医学研究科 人間健康科学系専攻）

宮下　光令（東北大学大学院医学系研究科 保健学専攻 緩和ケア看護学分野）

企画担当 ────── 森　雅紀（聖隷三方原病院 緩和支持治療科）

青海社

序　文

木澤義之

（筑波大学 医学医療系）

　アドバンス・ケア・プランニング（advance care planning；ACP）という言葉と概念が急速に普及してきた。私がこの概念の重要性に気づいたのは，2005年にEPEC-O（education in palliative and end-of-life care - oncology）に参加した時である。その時には，ACPのことを周りの人に話しても，ほとんどの人に理解してもらうことができなかったことを鮮明に覚えている。その後，オーストラリアの研究者たちによって2009年にBMJに出版されたランダム化比較試験によって，ACPによって患者の意向を尊重したケアが実践され，不安・抑うつをもつ患者の割合が少なくなることが明らかとなり，それをきっかけに一気に注目を浴びることになった。

　わが国では，2018年にその概念が人生の最終段階の医療・ケアの決定プロセスに関するガイドラインに盛り込まれ，人生会議という愛称がつけられた。ACPの推進は，いわゆる骨太の方針にも盛り込まれ，呼応するように日本医師会，日本老年医学会からも定義が出された。また，ACPの概念を整理しようと，欧米，アジア，日本でもコンセンサスメソッドであるデルファイ法を用いて定義が作成された。これらのACPの定義は，少しずつその内容が異なっており，普及啓発活動の内容，実際に行われている臨床にも違いがみられる。つまり，混乱しているのである。

　こういう大切な概念が統一されず，いくつものスタンダードが走るのが，いかにも日本らしいなぁ，と思う。（記憶に残るのはビデオのVHSとベータマックスだし，緩和ケアの世界だとスクリーニングの方法もバラバラですよね）

　本企画では，この混乱を収めることを目的とはしていない。まず定義については混乱は混乱として，その共通して大切にしている点，議論が分かれ論点となっている点を挙げ，識者の意見や論考を交えて整理したいと思う。そして，ACPを支えている倫理的・法的な背景を確認し，その概念を改めて確認したいと考えている。また，現在，緩和ケアの世界を中心として行われているACPに関する実践を，各セッティングのトップランナーに具体的に紹介してもらおうと考えた。そして最後に，同じ東アジア文化圏にある台湾と韓国では，ACPがどのように捉えられ，どう実践されているかを，その特徴的な取り組みを含めてご紹介したいと思う。

　本特集を通して，読者がわが国におけるACPの今を知り，それぞれが何らかの方向性を見出すことができれば，と考えている。

目　次

第Ⅱ部　統計と解説

第 I 部

アドバンス・ケア・プランニング(ACP)
の概念と実践への取り組み

1. ACP の概念・定義と普及のための研修
A. ACP の定義とその考え方

森　雅紀[*1]　木澤義之[*2]
([*1]聖隷三方原病院 緩和支持治療科　[*2]筑波大学 医学医療系)

森：今日はアドバンス・ケア・プランニング（advance care planning；ACP）の概念と実践の取り組みというところで，まずは ACP のさまざまな定義とその考え方について振り返ってみたいと思います。そして最近，Morrison 先生たちが ACP に対する懐疑的な論考も出されたので，それも踏まえて，日本でどのように ACP の定義について考えていけばよいのかというところもお話しできればと思います。

ACP のさまざまな定義

森：欧米の定義としては，2017 年に出された EAPC の定義（**資料①**）と Sudore らの定義（**資料②**）があります[1,2]。下線を引いたところは共通している部分です。今後の治療やケアについて言及しつつも，本人の意思決定能力がなくなった時に備えて，代理決定者を指定しておいたり本人の意向を記録しておいたりする，いわゆる狭義の ACP についても含まれています。

　一方，日本では，まず厚生労働省が 2018 年に「人生の最終段階における医療・ケアの決定プロセスに関するガイドライン」の解説編で ACP の説明があります（**資料③**）。こちらはプロセスガイドラインからスタートしているので，「人生の最終段階」と限定されていますが，本人が家族や医療・ケアチームと事前に話し合うプロセスというところでは，欧米の定義と一致しています。同年に日本医師会からも ACP の説明が発表されました（**資料④**）。こちらは「人生の最終段階」ではなく，「将来，医療およびケアについて」とやや広くなっています。2019 年に発表された日本老年医学会の「ACP 推進に関する提言」でも，「将来の医療・ケアについて」と対象は広くしていて，共同意思決定（shared decision making）も強調した定義になっています（**資料⑤**）。脚注で狭義の ACP についても言及されています。

　最近では，宮下淳先生たちが日本での多職種の専門家の先生方と一緒に，ACP の定義と行動指針に関するデルファイ研究を発表されました（**資料⑥**）[3]。ここではいくつか特徴があります。1 つ目に，信頼関係のある医療ケア・チーム等が支援するというように，「信頼関係」を明記しています。2 つ目に，考えたり，話したりする内容として，今後の医療・ケアだけでなく，現在の健康状態や今後の生き方まで広げています。3 つ目は，日本の実臨床で特に問題になる「言葉にすることが困難になりつつある人，言葉にすることを躊躇する人，話し合う家族等がいない人」も念頭に置いた点で，ここはもっとも特徴的な部分と感じました。

　最後に，日本ホスピス・緩和ケア研究振興財団の第 3 期国際共同事業として，アジア 5 カ国（日本・韓国・台湾・香港・シンガポール）でのデルファイ研究が行われましたが，そこでは EAPC の定義の用語を解説した程度で，内容的にはほとんど変わらなかったことも，興味深かったです（**資料⑦**）。

　以上を踏まえて，ACP の定義について先生はどのようにお考えですか。

木澤：そうですね，アジアでも定義をしてみると，そんなに大きな違いはなかったということが大変面白い結果だったなというふうに私は思っています。日本の定義について付け加えると，厚生労働省の定義ですが，2018 年の改訂に際しては

私も加わっていて，この時にEAPCやSudore先生の定義もちゃんと議論の俎上にのせています。

　その時に私が主張したことを今でも覚えてるんですけど，「人生の最終段階」にこだわらずにACPを定義したほうがいいんじゃないかっていう議論をしました。あいにくそういう方向にはならず，やはり人生の最終段階に関するガイドラインの範疇のなかで議論したために，そのようになったというふうに理解しています。私としてはやはりACPという概念自体を，国のガイドラインに示すことのほうがより重要と考えたので，ある意味妥協し，そこはそれでいいのではないかと考えました。そこには法律家の先生方がかなり加わっておられました（たとえば樋口範雄先生，町野朔先生，岩田太先生）。そういう先生方がメンバーになって，日本医師会の定義をつくられたというふうに理解していますので，内容がわりと共通するものになりました。そして老年医学会からの提言では，会田薫子先生たちがメインでつくられましたので，より共同意思決定の色が濃くなった。このような経緯でこれらの差異が出てきてるというふうに理解していただくと分かりやすいかな？

森：それで，日本老年学会では「人生の最終段階」に限定されていないのですね。

木澤：これ，すごい良い点だと思うんですけど，もっと長いスパンで健康な時にもACPするよねっていうことがここでは暗に示されているというふうに思っていまして。それで，宮下先生はそこを踏まえたうえで，人生の最終段階に限らない形でACPの定義をしてくださっています。

　さっき森先生ご指摘のことは2つの重要な点があります。特に1つ目，将来の心づもりについて言葉にすることが困難になりつつある人。ここは素晴らしいと思いますね。vulnerabilityとinequityの2つに配慮したっていうのが，とても現代的だし，あと世界の潮流に乗っているし，私たちが忘れがちな，つまり「自己決定万歳」みたいなことではないんだよっていうのをしっかり言ってくださっていて。知っている人たちだけが利益を受け取ることができるっていうことではなくて，やはり，知らない人，こういうことができ

るんだっていうことをまったく知らなかったり躊躇してしまって情報さえももらえないで，何かあきらめてしまっていたりするような人にも，ちゃんと目を向けています。まあ，これ使い方を間違えると恐ろしい方向にも行く可能性がある。でも，ちゃんとそういう人たちが配慮して，医療・ケアチームはやって行かないといけないんだよっていうことを明記したっていうのは勇気あるし，とても意味あることだな，とても緩和ケア的だなと思いました。

森：ありがとうございます。そう考えると，日本のさまざまな定義の背景や意味するところがよく分かる気がしました。

木澤：日本のデルファイの定義でも，要は自己決定だけが重要ではないと言いたかったのかなとちょっと思うんです。ちょっと言えない人や，言うことを躊躇する人もいるので。ちょうど意思決定の重要性ということを書いたんだと思うんですけど，そもそも医療・ケアチームがいなくてもACPはできるわけじゃないですか。本人のみでもいいし，できれば本人と代理決定者がいるといちばんいいと思うんですけど。

　本人がいればACPが成り立つんだけど，やはりそれだと不十分であるっていうことを書いたのが，日本老年医学会でも，日本のデルファイの定義でもあります。望ましいのは，医療福祉従事者をやはりちゃんと入れたチームでやるのはいいんだよということを書いたというのが特徴的だと思いましたね。

森：そうですね。日本のデルファイの定義でも「本人」が主語になっています。「本人が（中略）家族等と話し合うこと」ですっていうのを軸にして，「必要に応じて」「医療・ケアチーム等の支援を受けながら」となっていますね。

木澤：本人と家族等だけで話し合いながらACPを進めていくってことも全然ありっていうふうな文脈っていうことですね。ほかの定義では必ずしもそうではないです。

森：患者，家族等，医療・ケアチームの三者ありきと想定されている点ですね。

木澤：そこらへん，実は欧米の2つの定義ではそうは書いてないんですよ。家族，なんですよ。現

場は必ずしも三者ありきとは限らないじゃないですか。そこを宮下先生たちは上手に拾ってるんですよ。本当によく考えられていると思いますね。

森：「自己決定万歳」ではないというお話をうかがって，進行がん患者対象のACPの無作為化比較試験であるACTION研究の付帯研究を思い出しました。ACPの基盤になっている自己決定の原則は，欧州でも必ずしも現場を反映していない。

多くの患者は選択の自由を行使するよりも，周囲の人たちと一緒に責任や意思決定を共有していきたいと思っている，という知見でした[4]。それを思うと，国内外問わず，自己決定ありきだけではなくて，やはり言葉にすることを躊躇する人をはじめ，本人の意向を汲み取るというところも大事になってくるかなと思います。

アジアのデルファイ研究の時にも同じような議論がありました。アジアでは，もっと家族が前面に出るのかなと予想していましたが，いや本人が中心であり，家族に本人と同じウェイトを置くのはよくないという議論があって，興味深く感じました。周囲が本人の意向を汲み取る場合だけでなくて，本人の意向が覆される可能性に懸念が示されました。

木澤：そこで表しきれなかったところを，この日本のデルファイが拾ってくれているような気もしました。

森：厚生労働省のガイドライン改訂版の解説編が出された後に，「ACPって，人生の最終段階のことだけではないよね」という反応を現場ではよく耳にしました。

これまでの話からは，ACPはライフステージとか病期で限られない広い概念で，そのなかの「人生の最終段階」の部分を，プロセスガイドラインでは切り取られているという理解でよろしいでしょうか。

木澤：その通りですよ。厚生労働省のガイドラインはもともと治療中止・差し控えに関するガイドラインですから。人生の最終段階において医療・ケアをどう決めるかのガイドラインなので，ACP全体を切り取った形になっていることを忘れてはならないと思います。

私，この事業（E-FIELD）をやってるじゃないですか。これはACPの研修会だとか，ACPのガイドラインだっていわれたりするんですけど，まったく違うので，それは，心外だなというふうにいつも思っています。

あともう1つの特徴は，人生の最終段階をどう定義しているのかっていうのはわりとまた違うので，それが広いのが狭いのかとか，どれぐらいの時期を想定しているのかっていうことがけっこう議論になるんですけど，あの厚生労働省の人生の最終段階の定義っていうのは，疾患によって違って，年余にわたるものもあるっていうふうに，ガイドラインの解説編には明記[※]していて，かなり広い概念と取られていると思います。

（※「人生の最終段階には，がんの末期のように，予後が数日から長くて2～3カ月と予測ができる場合，慢性疾患の急性増悪を繰り返し予後不良に陥る場合，脳血管疾患の後遺症や老衰など数カ月から数年にかけ死を迎える場合があります。どのような状態が人生の最終段階かは，本人の状態を踏まえて，医療・ケアチームの適切かつ妥当な判断によるべき事柄です。また，チームを形成する時間のない緊急時には，生命の尊重を基本として，医師が医学的妥当性と適切性を基に判断するほかありませんが，その後，医療・ケアチームによって改めてそれ以後の適切な医療・ケアの検討がなされることになります」）

森：ありがとうございます。欧米，アジア，日本でのACP定義を振り返ることで，さまざまな考えが浮かび上がりますね。そのほかに定義の議論について，追加はありますでしょうか。

木澤：ちょっとひとまずもう新しいのつくったりとかは同じところに帰着しているので，もうそろそろこれはやめて，私的にはせっかく日本でしっかり皆さん頑張ってつくってくださったので，宮下先生の定義でひとまずまとめて，すべてのものを運用するのがいいのかなというふうに思っています。

森：そういう意味で，日本の専門家で，日本でどう定義して，行動していくかを議論した意味は，大きかったかなと改めて感じました。

Morrison らの ACP に対する
懐疑的な論考について

森：では次に，Morrison 先生らの ACP に対する懐疑的な意見についてです。彼らは，2020 年，2021 年に JPM や JAMA に ACP や AD（事前指示書）は目標に一致したケアの提供など，望ましい効果を示さなかったことを論理的に紹介しました[5,6]。実際に意思決定が必要になる時よりかなり事前に話し合っていても，人びとの病状や病状認識は経時的に変化するし，当初想定もしなかったようなことが起こりえる。人びとの感情も意思決定に大きな影響を及ぼす。

　そんななかで，事前に AD があれば，はるか先の意思決定が必要な局面で本人の意向に沿ったケアが提供できるはずだという直線的な流れを念頭に置いた ACP は，少し早計ではないか？　むしろその時どきの意思決定支援が大事なんじゃないか？　そして世界が超高齢社会に突入するなかで，個々の ACP よりシステム全体を改善させる必要があるんじゃないか，と論じました。それを受けて，2022 年には JPM でさまざまな立場の ACP の専門家たちが座談会を開き，今後の方向性を議論しました[7]。この一連の議論について，先生はどのようにみられましたか。

木澤：Morrison 先生，論客だなあって最初に思って，1 回だけで終わるのかなって思ったら，もうさみだれ式に何回か来るので，やるなと思いながらみていました。いちばん痛烈で印象的な批判は，これだけ金をかけて世界中の研究者が ACP の介入研究やってるけど，結局，良くならない，みたいな。患者の意向を尊重したケアの改善を必ずしも証明できてないのではないか。で，結局それやっても意味はない？　っていうことについて，一石を投じた。それも今まで一生懸命そのことを推進してきた緩和ケアのリーダーの Morrison 先生がそれを言うっていうことに，ものすごいインパクトがあったっていうことだと思うんですよね。

　だから，Morrison 先生自身も認めていらっしゃるとおり，ACP に別に意味がないわけではない。けれども，これが患者の意向を尊重したケアを実現するわけではない，これさえあればうまくいくものではないということを，改めてみんなが思わされたといういうのは，あったんじゃないかなっていうふうに思うんですよね。だから Sudore 先生たちが，2021 年に JAGS に，改善するアウトカムと改善しないアウトカムはどんなものかをまとめた scoping review を出されましたけど，プロセスアウトカムは改善するんですよね[8]。信頼関係が向上したりとか，話し合いが増えたりとか。でも QOL と意向に一致したケアは今 1 つだっていうのが，ひとことで言うと結論だと思います。

森：それをみて分かるとおり，ACP は決して意味がないものではない，ということですね。

木澤：ええ。もう 1 つはちょっと長くなるけど，患者の意向を尊重したケア（goal-concordant care）が意思決定できなくなっても尊重されるというのは，ACP のいちばん重要な点なんですけど，いくつか問題点があります。よくいわれる，「本当に今もその考えなのか」っていう。disability バイアスとかも含めてですね。本当にそう思っているのかというのは分からないっていうのは大きな問題であるということと，あとそもそも患者の意向を尊重したケアが行われたかどうかを測る指標はないっていう，それは大きな問題で，研究的にはそこをやらないとだめなんだろうなあという気はしました。「ACP が目標にしたケアを叶えることはないだろう」と言われて，本当か？　と思いました。「いや，っていうか，それ測れてないだけではないの？」って。

森：そういえば，New England Journal of Medicine でも goal-concordant care は holy grail（聖杯）だっていう記事も載りました[9]。測定方法自体が世界中でまだ分かってないので，本当に ACP がそれを叶えられないかは現時点では分からない，というあたりが学術的には正しいのかもしれないですね。未知の領域ですね。

木澤：うん，それが面白いところだなあって。Justin Sanders 先生たちが goal-concordant care をどう測るかという論文を出したよね[10]。プライオリティの top three（の rating）は変わらないから，それを測ったらいいんじゃないか？　みたいな。変化しないことが証明されてですね。

森：Serious Illness Care Program（SICP）の二次解析でしたね。

木澤：そうそう，すごい面白いなあと思って。

森：ありがとうございます。そう考えると，Morrison先生たちの論考に対して世界でもさまざまな反応がありましたが，このように議論を焚きつけられたことで，より意識的に僕たちがACPに向き合えることになったところは，すごいあるのではないかというか。

森：JPMの座談会でもけっこう定義的なことは議論されましたね。Morrison先生は狭義のACPを念頭に置いて，意思決定能力がなくなった時のために，かなり事前に話しておくことを指していました。そのうえでin-the-moment decision making（厳密には狭義のACPではないんですが）は大事なんじゃないかと主張しました。Sudore先生はpreparationが大事と言っていて，Darren Heyland先生が2020年に提唱された"Advance serious illness preparation and planning（ASIPP）"って呼んでみたらどうだろうとも提案しました[11]。要はACPの概念が広すぎるので，「『それ』は効かないよ」と言った時の「それ」の指す内容を明確にしないといけないということですね。

木澤：そう，なんか研究のアウトカム出そうと思えば，こういうことが必要だよね。たとえば，このASIPPって簡単にいうと，狭義のACPじゃないですか？ こういうのをちゃんと別に定義しようと。ACPが曖昧模糊として，いわゆる「ACP的」なものになってしまっているから。狭義のACPだって。広義のACPもあるからin-the-momentのディシジョンメイキングも含むっていうことに今なっているじゃないですか。宮下先生の定義だとなっていますよね。今の希望はどうかっていうことも話すっていうことになっていると思うので。今も将来のこともっていうのをごっちゃにして議論するのはだめだよって，Sudore先生は言ってるんだけど。それが本当に国民の希望かっていうと，そうでもないのではないのかなっていうふうに私はちょっと思ってます。とりあえずACP的なものとして，目の前のACPを進めていくっていうスタンスが重要なのかなと思っています。

日本の臨床での印象と今後の方向性

森：それが国民の望むところではないんじゃないかなっていうところ，もう少し詳しく教えていただけますか。

木澤：これも超印象感覚ですけど，要はあの，私この10年ACPを推進してきて，その人生の最終段階になって，自分が意識がない時にどんな治療やケアを受けたいかということを，その時に気持ちが変わることも含めて決められる人というのはわりと少数です。たとえば，ALSで最後呼吸不全が来た時に気切をしたら「気管切開してもらって本当にありがとう」って言われた，みたいな体験をされている方が少なくない数いらっしゃって。私自身もそういう体験があるんですけど。でもそのリスクも含めて前もって決めておいて，絶対，自分が受けたくないっていうふうに強く言える人って，そうたくさんいるわけではなく，10%もいないんじゃないかなって思うんです。だからこれを分けて議論して，仕組みを作ったところで受益する人はどれだけいるんだろうって思う。

だからやっぱりdisabilityバイアスとか，その時になったら変わるっていうことを考えると，本当にこれをして意味があるのかなっていうふうに思っていて。それよりは患者さんに，より益するのはgoals of care discussionを進めたり，今のdecision makingの質を上げたり，今から将来にわたってずっと話し合っていこうねっていうほうがずっと益があるのではないかなとは思います。

森：ACP的なところは，ACPの定義としては最終的に宮下先生がまとめてくださったように，広めに取っておいて，定義をつくるのはいったんそこまでにしておこうと。そのうえで，実際現場で何をしていたらいいかは，その時どきの対象や病状，求められることに応じて進めていくといい，というような整理になりますね。その時どきの話し合いから，将来のgoals of care discussionにつながることもあり，もし行けたら狭義のACPをやってもいいと。

木澤：ですね。これをすべての人がやることは本当に幸せなのかどうか。私は分からないなと思います。森先生，どうですか？ 肌感覚として。

森：そうですね，僕は緩和ケアチームで重篤な病をもつ方に接することが多いのですが，やっぱり「今後のことの準備や計画をすごい話したいんだ」ってはっきり言われる方は，少数な気がするんです。こんな話をしていいのかどうかも，探り合いながら，心の準備をみながら，そっと言って，患者さんのニーズというか心の準備があると思ったら，本人が望むだけの分を一緒に話していくという感じでしょうか。本人の人となりをよく知っていたら，「この間，こうこうこういうふうに話していたから，今後のことで心配にならないためには，こういうふうなことも考えておいてもいいかなと思ったんですけど，どうでしょう」，みたいにゆっくり進んでいくのが多いです。もちろん，家業の引継ぎをしておかないといけないからとか，母子家庭で子どものためにしておきたいことがあるとか，社会的・関係性のなかでの動機づけがあって意識的に準備している方はいらっしゃいます。また，「自分が話せなくなっても，これだけはどうしてもしてもらわないと困る，いつも話している人と別の家族が来て違うことを言われると困るんだ」っていう強い意向をもった方もいらっしゃいます。

　全体としては，初めから「こうなるから信頼できる人を代理決定者と決めておいてプランニングしてください」とご自身から医療者に言われる人は，僕からみると少ない気がします。そう考えると，ACPは本当に広い概念なので，個々の患者さんのニーズに応じてACP的なことをしていくなかで，それが結果的に狭義のACPになることもあれば，in the momentの話し合いになることもある，というあり方でいいんじゃないかな，と臨床的には感じています。ACPは包括的な概念なので，それぞれの現場で必要とされる活動なり介入なりをしていって，ひと通り進んだところで検証もしながら次につなげていくといいんじゃないかと思います。

木澤：そうですね。幸いこの議論によって，はっきりさせなければいけないことも分かってきたので，研究も進めていったらいいんじゃないかなというふうに思っています。もう1つ，やらなきゃいけないのは最後に森先生が言ってくれた重要な

ところだと思うんですけど，やっぱりどうしても決めておきたい人にとっては，わが国の法律っていうのはどうしようもなく，何ていうか曖昧なのです。

　どうしても決めておきたい人が決めておける，嫌だということをされないっていうのは，仕組みをつくっておいたほうがいいのかなっていうふうに思いますし，台湾とか韓国ではそういうものが法制化されていると理解しています。利用している人は少ないんですけど，やっぱりいるので，日本でも同様に何らかの仕組みづくりを作らないといけないのかなと。そうしないと，患者さんの意向を尊重できないから，そこだけはしっかりやっていく必要があるのかなと思いました。

森：どうしてもしておきたい人の意向が守られるような枠組みですね。

　もう1つ，日本のデルファイの定義で書かれている，言葉にすることが困難になりつつある人や言葉にすることを躊躇する人というところですが，やはり日本では後者の人は多く，家族等も含めて本人の意向を汲み取るような対話になることが多いです。医療・ケアチームがどのように患者・家族の関係性を把握し，本人の意向を汲み取りながら，overrideすることなく支援していけるかを形にしていくと良さそうです。岸野恵さんがまとめられた家族を統合したACPのロジックモデルは日本でも応用できる考え方かなと思いました[12]。実務的に使えるような介入をつくるのが課題ではありますが。

木澤：うん，本当にinequalityの問題とか，vulnerabilityの問題って，その系統的な介入をつくるのが難しい領域ですよね。でもやっぱり何もやらなかったら何も生まれないから，ここをしっかりやっていけたらいいし，多くの人はやっぱりここを一生懸命やりたい人が多いと思うんですよね。特に看護師さんはやっぱりここを一生懸命やりたい方が多いと思うので，ここはしっかり理論をもって対応していけたらいいですよね。

　なんか臨床のうえで改善の余地があるのかなあって，いつも思います。今ちょっとね，ACPとか，まあADもそうだけど，ちょっと暴力的に進めちゃう傾向があるっていうような話を聞くの

で。さっき森先生が言った，微妙な，本人はどう思ってるのかなっていうのを探りながら，ちょっとずつ行くみたいなことって，きわめて印象的で，私も自分がやっていることを言葉にしてくださったというふうに思ったんですけど，まさにそういうプロセスが必要じゃないですか。で，この人は嫌なんだなあとか，あ，本当はなんか必要性が分かってないのかもしれないなと思ったら，「実はこういう意味なんですよ」ってことを改めて言い直したりもするじゃないですか。こういうことになると困るから，こういう状況が心配だから，少し話し合っておいたほうがいいと思うんですみたいな話しをすると思うんですけど，それってまさにここの部分の介入だと思うんですよね。だから，そういうことがもっとモデル化されて，こんなアプローチがいいんだよっていうことを学ぶことができれば，ACPが高まっていくだろうなというふうに思います。

森：同感です。重篤な病をもつ方もそうですし，この間，敬老の日の新聞にもありましたけど，人口全体の中で65歳以上の割合が日本は29%と世界1位で，2位イタリアの24%を大きく引き離している。世界でも断然超高齢社会が進むなかで，なおかつ重篤な病の患者を診る立場にあるわれわれホスピス・緩和ケアの医療者はどうしたらよいか。ACPありきというよりも，本人が困らないように，少しこう，探りながら進めていくような，そういうふうなきめ細かさというか，日本人の得意とする支援が少しずつ形になっていくといいのかなというふうにも思いました。今日はありがとうございました。

（2022年9月20日収録）

文献

1) Rietjens JAC, Sudore RL, Connolly M, et al：Definition and recommendations for advance care planning: an international consensus supported by the European Association for Palliative Care. Lancet Oncol 18：e543-e551, 2017

2) Sudore RL, Lum HD, You JJ, et al：Defining Advance Care Planning for Adults：A Consensus Definition From a Multidisciplinary Delphi Panel. J Pain Symptom Manage 53：821-832 e1, 2017

3) Miyashita J, Shimizu S, Shiraishi R, et al：Culturally Adapted Consensus Definition and Action Guideline：Japan's Advance Care Planning. J Pain Symptom Manage, 2022

4) Pollock K, Bulli K, Caswell G, et al：Patient and family caregiver perspectives of Advance Care Planning：qualitative findings from the ACTION cluster randomised controlled trial of an adapted respecting choices intervention. Mortality, 2022

5) Morrison RS：Advance Directives/Care Planning：Clear, Simple, and Wrong. J Palliat Med 23：878-9, 2020

6) Morrison RS, Meier DE, Arnold RM：What's Wrong With Advance Care Planning? JAMA：the journal of the Am Medi Assoc 326：1575-1576, 2021

7) Periyakoil VS, Gunten CFV, Arnold R, et al：Caught in a Loop with Advance Care Planning and Advance Directives: How to Move Forward? J Palliat Med 25：355-360, 2022

8) McMahan RD, Tellez I, Sudore RL：Deconstructing the Complexities of Advance Care Planning Outcomes: What Do We Know and Where Do We Go? A Scoping Review. J Am Geriatr Soc 69：234-244, 2021

9) Halpern SD.：Goal-Concordant Care – Searching for the Holy Grail. N Engl J Med 381：1603-1606, 2019

10) Sanders JJ, Miller K, Desai M, et al：Measuring Goal-Concordant Care: Results and Reflections From Secondary Analysis of a Trial to Improve Serious Illness Communication. J Pain Symptom Manag 60：889-897 e2, 2020

11) Heyland DK.：Advance Care Planning（ACP）vs. Advance Serious Illness Preparations and Planning（ASIPP）. Healthcare（Basel）8, 2020

12) Kishino M, Ellis-Smith C, Afolabi O, et al：Family involvement in advance care planning for people living with advanced cancer: A systematic mixed-methods review. Palliat Med 36：462-477, 2022

資料　欧米，アジア，日本における ACP の定義

① **EAPC の定義**（Rietjens JAC, et al. Lancet Oncol 2017;18:e543–551.）

　ACP とは，意思決定能力を有する個人が，自分の価値観を確認し，重篤な疾患の意味や転帰について十分に考え，今後の治療やケアについての目標や意向を明確にし，これらを家族や医療者と話し合うことができるようにすることである。ACP においては，個人の身体・心理・社会・スピリチュアルな面を通じた気がかりを話し合うことも重要になる。万が一自分で意思決定ができない時が来ても自身の意向が尊重されるためには，予め自分の代理人を決定し，意向を記載し，定期的に振り返ることが推奨される。

② **Sudore らの定義**（Sudore RL, et al. JPSM. 2017;53:821-832.）

　ACP は，年齢や病期を問わず，成人患者が自身の価値観，生活の目標，今後の治療に対する意向を理解・共有することを支援するプロセスである。

　ACP の目的は，重篤な病気や慢性疾患の中で，人々が自身の価値観，目標，意向に沿った治療を受けられるように支援することである。多くの人々にとって，このプロセスには本人が自分で意思決定ができなくなった場合に意思決定をしてくれる信頼できる人（等）を選ぶことが含まれる。

③ **厚労省の定義**（「人生の最終段階における医療・ケアの決定プロセスに関するガイドライン」解説編，2018 年）

　人生の最終段階の医療・ケアについて，本人が家族等や医療・ケアチームと事前に繰り返し話し合うプロセス

④ **日本医師会の定義**（日医パンフレット「終末期医療　アドバンス・ケア・プランニング（ACP）から考える」，2018 年）

　将来の変化に備え，将来の医療及びケアについて，患者さんを主体に，そのご家族や近しい人，医療・ケアチームが，繰り返し話し合いを行い，患者さんの意思決定を支援するプロセス

⑤ **日本老年医学会の定義**（「ACP 推進に関する提言」，2019 年）

　ACP は将来の医療・ケアについて，本人を人として尊重した意思決定の実現を支援するプロセスである。

　＊ACP 実践のために，本人と家族等と医療・ケアチームは対話を通し，本人の価値観・意向・人生の目標などを共有し，理解した上で，意思決定のために協働することが求められる。ACP の実践によって，本人が人生の最終段階に至り意思決定が困難となった場合も，本人の意思をくみ取り，本人が望む医療・ケアをうけることができるようにする。

⑥ **日本のデルファイでの定義**（宮下淳，2022 年）

　アドバンス・ケア・プランニングとは，必要に応じて信頼関係のある医療・ケアチーム等[*1]の支援を受けながら，本人が現在の健康状態や今後の生き方，さらには今後受けたい医療・ケアについて考え（将来の心づもりをして），家族等[*2]と話し合うことです。

　特に将来の心づもりについて言葉にすることが困難になりつつある人，言葉にすることを躊躇する人，話し合う家族等がいない人に対して，医療・ケアチーム等はその人に適した支援を行い，本人の価値観を最大限くみ取るための対話を重ねていく必要があります。

　本人が自分で意思決定することが困難になったときに，将来の心づもりについてこれまで本人が表明してきた内容にもとづいて，家族等と医療・ケアチーム等とが話し合いを行い，本人の価値観を尊重し，本人の意思を反映させた医療・ケアを実現することを目的とします。

＊1　本人の医療やケアを担当している医師，介護，福祉関係者
＊2　家族や家族に相当する近しい人

⑦ **アジア 5 か国のデルファイでの定義**（日本ホスピス・緩和ケア研究振興財団，第 3 期国際共同事業）（in submission）

　アドバンス・ケア・プランニング（ACP）とは，意思決定能力[*a]を持つ個人が，自分の価値観を確認し，深刻な病気のもつ意味や転帰について考え，将来の医学的な治療やケアについての目標や意向を明らかにし，家族や近しい人々[*b]，医療福祉従事者と話し合うプロセスである。ACP では，身体的，心理的，社会的，スピリチュアルな領域にわたる本人の気がかりを話し合う。万が一本人が意思決定ができない時であっても本人の意向が考慮されるよう，代理人[*c]を特定することと，自分の意向を記録して定期的に確認することが勧められる。

＊a　意思決定能力（decisional capacity）

　ひとは完全に意思決定能力がないと確定されるまでは意思決定能力があるとみなされなければならない。ACP の過程では本人が意思決定能力を最大にできるように配慮すべく，実行可能な方法はすべて取らなければならない。

＊b　近しい人々

　「近しい人々」とは，本人が信頼している人々のことを指す。各地域の法や社会的慣習にしたがって，重要な他者（significant others），友人（close friends），永続的委任状により委任された代理者（donees of a lasting power of attorney），裁判所に任命された法定後見人（court appointed deputies）などを含みえるが，これらに限定されない。

＊c　代理人（personal representative）

　代理人は，本人は意思決定できなくなった時に本人の意思を代弁するものとして本人から指定される。代理人について法律上の規定がある地域もあるし，ない場合もある。規定がある場合には，該当する法の定めにしたがう。規定がない場合には，代理人の役割はしばしば，ACP の話し合いに継続して参加している，本人が指定した家族や近しい人々が担う。

1. ACP の概念・定義と普及のための研修 B． ACP をサポートする法

岩田　太

（神奈川大学法学部）

はじめに

本稿は，超高齢社会を迎えた日本社会における高齢者の医療，介護などの場面において，近年強調されてきたアドバンス・ケア・プランニング（advance care planning，「事前のケア計画」「人生会議」：以下，ACP）と法の基本的な考え方を論じる。そして，通常の医療・介護場面を超えた救急などにおける1つの対処策として米国などで用いられる DNAR，POLST（心肺蘇生措置を求めない患者の希望に関する医師の指示書）についても述べる。

言い古されたことだが，日本では，欧米諸国などで一般的に認められている治療についての患者の権利，治療拒否についての事前の意思に法的効果を与えるリビング・ウィルや事前指示書（advance directvie），さらに，その判断を近親者などに委ねる医療代理人（health proxy）について法的効果を与える法律も存在しない。そのため，従来臨終期の患者や家族の求めに応じて治療を中止することは，最善の治療やケアであっても，警察の捜査の恐れや法的な責任のリスクがあるとして，少なくない医療者が躊躇してきたといわれる。

しかし，本稿で論じるように，リスクはゼロではないかもしれないが，厚生労働省 2007 年の「終末期医療の決定プロセスに関するガイドライン」[1]（以下，プロセス・ガイドライン）と，その後の医学界のより詳細なガイドライン[2] などによって，多職種のチームで本人や家族などの希望を聞いたうえで，本人の最善にもつながる形で，治療が開始されず，また，事後的に中止されても，民事，刑事とも法的な責任を問われる可能性は低いといってよい。

実際，これまで治療不開始はもとより，治療中止だけで有罪となった事例はない。刑事責任が問われ有罪となったのは，①川崎協同病院事件[3] など，致死薬の注入など積極的安楽死に類される故意的な行為が関わった事件のみ（その他，東海大学附属病院事件（1991））である。起訴に至らなかったものの警察の捜査が入った少数の事件も，ほぼすべてが，②人工呼吸器の取り外しなど積極的行為（作為）が関わった事例（道立羽幌病院事件（2004），射水市民病院事件（2000-07），和歌山県立医大事件（2006）など）である。③治療不開始（不作為）では，捜査が入った事例すら見当たらない[4]。そして，上記ガイドライン策定後は，②についても刑事介入がなされた事例はないとされている[5]。つまり，積極的安楽死以外の事例で刑事介入[6] や民事責任追及を恐れるのは，基本的には過剰な反応だといってよい。このような基本理解から，本稿では ACP にかかる法の現況と課題を説明する。

医療と代諾（代行決定）

未成年，病気や老衰によって判断能力を喪失・減退している場合には，本人に代わって法定代理人や家族などによって同意されることが一般的である。そのことを代諾，代理ないし代行決定と呼ぶ。民法の制度である代理は，自分以外の他人に意思表示などを委ねることによって，その意思表示の法律効果が直接本人について生ずる（民法99条）。自分で財産管理や取引をする能力をもたない場合などに，他人が本人の代わりに法律行為を行う制度である。この代理は，事実行為や不法

行為，さらに，結婚や遺言などの身分行為については認められない。

代理は基本的には契約など財産的な行為（法律行為）についてのものなので，上述の近親者による「同意」という慣行を法的にどう評価するかは簡単ではない。医療機関の支払いその他の契約は射程に入る。だが，医療にはつねにリスクがともない，しかも身体に対する侵襲があるため，同意は本人のみができるという考え方が根強く，そもそも本人以外の他者が与えうるのかという根本的な疑問が出されている[7]。同様に，認知症患者などが利用する成年後見人の医療同意権限の明文規定はない[8]。

まず法律条文のみならず，裁判例，法学界においてもコンセンサスを得ている「医療」代理，治療場面における代諾という法律用語は存在しない[9]。後述の厚生労働省の人生の最終段階のプロセスガイドライン改訂の議論において，「医療代理」の用語導入の声があったが，少なくとも用語の問題としては混乱するとの法学委員の指摘で用いられなかった。

しかし，近親者の同意が得られない状況で，医療機関などが適切と考える医療提供をなした場合に，通常以上の法的な責任を受けるリスクがあるかといえば，そんなことはない。本人の意識がない状態で救急医療を提供した場合など，緊急事態については同意がなくても，よほどひどい状況が存在しないかぎり法的責任を負うことはない。治療費の回収や退院に手間取ることなどはありうるかもしれないが，同意なしの治療の可否とは別の問題である。

つまり，医療代理と呼ぶかどうかは別にして，臨床や介護の現場では，本人以外の他人による医療に関する同意の要請があり，近親者などがいない場合でも柔軟に対応されており[10]，法律上の明示的な規定の不存在によってそのことが違法とされるわけではない。また，医療行為自体への同意がない場合でも，推定的な同意によって広く正当化可能だとの議論もある[11]。なお，令和元（2019）年に発出された厚生労働省通知でも，身元引受人の不在のみが入院や医療提供を拒否する正当な理由とはされていない[12]。民事であれ刑事であれ，

法律上問題がない場合のほうがむしろ基本であるといえよう。

考えれば当然だが，病や傷害があり医療を必要としている患者が目の前にいるのに，その人の判断能力がなく，かつ，説明を聞き同意を与える近親者がいないからといって，適切な医療の提供をしないのは，そもそも救急医療の重要な部分の否定につながり，人びとの生命・健康を守るうえでまさに本末転倒である。

未成年者についてはやや注意が必要である。一般論として，同意能力のない子どもについては，親が子どもについて同意する権利および義務があることについても学説上異論がない[13]。しかし，親権者による治療拒否には一定の制約があり，親の宗教的信念に基づく輸血拒否など，ネグレクトに当たる場合には，家庭裁判所が親権停止しうるなど，同意の限界が法律上も裁判上も明確な点がやや特殊である。しかしながら，親などの同意権が裁判所を通じて制限されるのは，ここで論じる臨終期ではなく，その完治が可能だったり，相当病状が改善する場合である。リスクが高く，また治療効果が限定的な状況においては，特に医療ケア・チームとも治療中止について一致している場合は，家族等による同意の範囲に裁判所などが強制的に介入することは考えにくい。

人生の最終段階における医療・ケアの決定プロセスガイドラインにおける（ACP）と「医療代理」の役割

1. 本人の意思が推定できない場合の手続き

プロセス・ガイドラインの要諦は，患者の決定の尊重を基本としつつ，家族の思い，決定を支えるための医療者による情報提供機能も重視しながら，医師の独断ではなく多専門職のチームとして決定すべきとする点である。2018年には，介護場面も射程に含めつつ，ACPを導入する改訂がなされた。

プロセス・ガイドラインには，患者の意思を推定できる場合とできない場合を分け，判断手続きが示されている。本人の希望の尊重が基本である

ため，何らかの形で本人の意思が明示的に残っている場合には，それに従うのが原則である。文書に限られず，家族や友人などとの会話でもよいとされる。さらに，本人の日ごろの言動などから家族等が本人意思を推定できる場合には，それを尊重しつつ最善の方針をとる。本人意思が推定できない場合には，家族等と十分に話し合い，最善のケア方針を決定する。家族等がいない場合には，多職種の医療・介護チームの中で，本人にとっての最善の方針をとる。ただし本人や家族の気持ちは病状その他で日々揺れ動くものであることも考慮すべきとする。あくまでも手段にすぎないが，時どきの話し合いの経過などを記録することにより，決定の妥当性判断の証拠になり紛争予防にもつながる。

代理決定との関係では，自分が判断できなくなった場合に，家族等の信頼できる者を前もって定めておくことが重要であるとする。家族だけでなく，親しい友人などでもよいとする。つまり，医療代理人とは呼ばないにせよ，実質的には，本人が判断できない場合に自分の思いを伝える他者（代理）を決めておくことを推奨する。

そのような形で方針決定がなされれば，よほどの例外的な事情がないかぎり，法的に違法とされることは考えにくい。

2．治療拒否と裁判例

ガイドライン策定後，紛争が頻発する現象はなく，東京地裁判決でもプロセス・ガイドラインによりながら延命措置をとらなかった医療機関の責任が否定された[14]。89歳の高齢者が脳梗塞による意識障害で緊急入院した事例で，キーパーソンの希望により心肺蘇生などは行わない方針で臨み，患者が死亡した事例で，別の家族から医療機関も訴えられた事例である。

プロセス・ガイドラインには法規範性はないが，自らの決定できる意識状態にないこと，事前の希望も残していないことから，患者にとって何が最善の治療かについての臨終期医療の方針決定における医師の注意義務違反を考える際の参考になるとして，裁判所は検討する。そのうえで，家族との話し合いの十分性について，キーパーソン

である長男の意見を参考にしつつ，基礎疾患をもつ高齢者であること，現在の病状や予後などを考えて，心肺停止時の蘇生措置を行わないことを決定したことについて，医師の裁量の範囲内とした。

この裁判例は1例にすぎないが，裁判所は，法規範性を否定しつつも，結局医師や医療機関の注意義務を検討する内実においてプロセス・ガイドラインを「参考」に判断し，法的な責任を否定した。他方，本件の背景事情は分からないが，家族間で相続争いが起こることも十分ありうるので，それが影響して医療機関が訴訟に巻き込まれているが，事例にもよるが，安易に法的責任が課される可能性は低いと思われる。

3．本人の希望と家族・医師などの裁量

本人意思が明確で，それについて変化がない場合は，それを尊重した方針決定が基本となるが，ACPは，本人の言葉に文字どおり従うことだけには収れんできない。ACPの過程においては，本人自身が病状・予後の見通しを十分理解していない場合も多く，患者の言葉の背後にある思いや懸念を探り出すことが重要である。そして，プロセス・ガイドラインも，本人だけに責任を押しつけ投げ出す態度ではなく，医療やケアの専門家として，病状や予後の説明のみならず，延命治療の得失についての専門家としての情報提供など，支える姿勢が重要だとする。

ACPの理念は，そのような話し合いを通じ，本人や家族等にとっての最善を求めるプロセスであり，相互作用こそが重要である。本人が家族に委ねる場合にも，本人が何を懸念しそのような希望を表明したかは，当然プロセスの一部である。医師などが患者を説得したり誘導したりする態度は論外であるが，たんに患者や家族の希望を聞き判断をすべて患者に委ねるという一方向ではなく，相互作用が必須である。さらに，方針決定時に本人がすでに意思決定できない状況になっている場合には，過去に示された本人の希望がその時点でも変更がないかを家族等に確認する範囲では，一定の裁量が医療チームにはあろう[15]。

4. DNAR, POLST の有効性

　DNAR（do not attempt resuscitate）ないし DNR order は，心肺蘇生措置の拒否という患者の希望を，医師やその他の医療者による指示という形で記録化し，救急搬送時など医療機関外でも対応可能とするものである[16]。法的拘束力のための様式性よりも，臨終期のケアの充実のために相互対話の促進を目指すのが，POLST（physician orders for life-sustaining treatment）である。まさに患者中心の医療・ケア実現のための不断の努力の一環である。

　日本では，DNAR や POLST を利用した場合の免責法は存在しない[17]。しかし，これまでの本稿の議論と方向性は同じであり，その不存在によって，事後的に争われた場合に自動的に違法になるのではない。むしろ，医療機関における DNAR や延命治療の不開始・中止の違法性を否定した事例は少数ながら存在する[18]。結局，裁判所は当該患者の病状，予後，治療の医学的な検討，さらに厚生労働省のそれを含め医学界のガイドラインや実践などを参照しつつ，その合法性の判断を行うので，特に不合理な点がないかぎり，おおむね違法性は否定される。

むすびにかえて

　本稿を終えるにあたって，以下 2 点のみコメントする。まず当たり前のことだが，法律家は法解釈の訓練は受けているが，医療やケアの専門家ではなく，独自に何が本人に最善かを判断できる専門的な能力は備わっていない。社会の観点から法が介入する可能性はあるが，患者や家族の望みを考慮したうえで，その可否を判断できるのは，基本的には医療やケアの専門家である。治療行為の合法性判断をする際に，必ずといってよいほど医療界などの標準的な考え方，専門的なガイドラインなどが参照される。医療者やケアの専門家が，学界レベルの指針などを示したうえで，現場で本人に何が最善かを考え実施すれば，よほどのことがないかぎり，法律サイドが覆せるはずがない。ACP，DNAR や POLST もまさにそのような医学界，ケアの専門家による指針策定（とその前提となる大まかなコンセンサスの醸成）に基づいた現場での実施が求められるものである。逆にコンセンサスが醸成されない段階では，不用意な形での法的な介入を許すことになるので，まさにこれまで以上の医療・ケアの専門家の努力が求められている。

　理解できるにせよ，法的責任回避のための患者の意思や医学的な判断をないがしろにすることは，最悪の対応である。強調すべき点は，厚生労働省のガイドラインであれ医学界のガイドラインであれ，形式的にそれらを順守することだけではなく，病状，予後，さらにさまざまな人生を送ってきた患者の思い，家族の思いに寄り沿い，何が最善かについて繰り返し患者などと話し合い，「悩む」姿勢である。唯一正しい解答などはない。それは，人生の最終段階での医療・ケア全体の質向上に関わる問題である。1 つの法的文書やそこに法的拘束力を与える法だけで解決しうる問題ではない。

注・参考文献

1) 「人生の最終段階における医療・ケアの決定プロセスに関するガイドライン」，同「解説編」（厚生労働省，平成 30（2018）年 3 月改訂）（2015 年 3 月に「人生の最終段階における医療」と変更）．〔https://www.mhlw.go.jp/stf/houdou/0000197665.html〕（2022.8.1. 最終検索）

2) 日本老年医学会：高齢者ケアの意思決定プロセスに関するガイドライン―人工的水分・栄養補給の導入を中心として．2012；『救急・集中治療における終末期医療に関するガイドライン 〜3 学会からの提言〜』を公表するにあたって」〔https://www.jaam.jp/info/2014/info-20141104_02.html〕（2022.8.1. 最終検索）；日本医師会生命倫理懇談会：終末期医療に関するガイドラインの見直しとアドバンス・ケア・プランニング（ACP）の普及・啓発．（令和 2 年 5 月）〔https://www.med.or.jp/dl-med/teireikaiken/20200527_3.pdf〕（2022.8.1. 最終検索）などを参照．

3) 最高裁判所第 3 小法廷決定／平成 19 年（あ）第 585 号（平成 21 年 12 月 7 日），最判 63（11）：1899，判例タイムズ 1316：147。辰井聡子：〔刑事判例研究〕重篤な疾患で昏睡状態にあった患者から気道確保のためのチューブを抜管した医師の行為が法律上許容される治療中止に当たらないとされた事例．論究ジュリスト 1：212, 2012

4) 日本でも，一般に患者はその治療を拒否した場合

に死亡などの深刻な結果を及ぼす場合でも治療を強制されることはないという意味において，治療の選択権ないし拒否権をもつ．

5）樋口範雄：続・医療と法を考える―終末期医療ガイドライン．p.87-90，有斐閣，2008；辰井，前掲注3，p.216・217。

6）「現代刑事法研究会第1回」［座談会］山口 厚，井田 良，佐伯仁志，今井猛嘉，橋爪 隆，有賀 徹，原田國男ジュリスト **1377**：86，95・96，109，2009

7）新井誠ほか編：成年後見制度―法の理論と実務．第2版，p.116 n，137 有斐閣，2014；前田達明，稲垣 喬，手嶋 豊：医事法，p.208-214，217，230 有斐閣，2000；田山輝明：成年後見人の医療代諾権と法定代理権―障碍者権利条約下の成年後見制度．p.45・48，197・207，三省堂，2015

8）たとえば，秋山紘範「被害者の承諾との関係における代諾について―成年後見制度の利用の促進に関する法律の成立を承けて―．中央大学院研究年報 **46**：273，2017

9）米村滋人：医事法講義．p.339，n.126，日本評論社，2016

10）たとえば「成年後見人として，説明を受けました」などの代替的な方法で柔軟に対応する場合もある．

11）米村滋人：医療行為に対する『同意』と親権．法学 **83**（4）：149-164，158-159，2019。法的意義をめぐる統一的な見解はないが，親族などに対する代諾に言及する裁判も少なくない。たとえば，最高裁平成14年9月24日第3小法廷判決，判例タイムズ **1106**：87．

12）「身元保証人等がいないことのみを理由に医療機関において入院を拒否することについて」（平成30年4月27日付け厚生労働省医政局医事課長通知）〔https://www.mhlw.go.jp/stf/seisakunitsuite/bunya/kenkou_iryou/iryou/miyorinonaihito

henotaiou.html〕（2022.8.1 最終検索）

13）家永 昇：医療と子供の自己決定―医事法制の枠組みとの関連で．法律時報 **75**（9）：37-41，2003；永水裕子：親権者の同意と医療ネグレクト．別冊ジュリスト医事法判例百選第2版，p.82-82，有斐閣，2014

14）東京地方裁判所判決平成26年（わ）第25447号（平成28年11月17日），「終末期の患者について延命措置を拒否した家族及び延命措置を実施しなかった病院の損害賠償責任が否定された事例」，判例タイムズ **1441**：233，2017，判例時報 **2351**：14頁，2018

15）事前指示書などに法的拘束力が与えられている豪州などでも，本人の死亡後に訴訟を起こしうるのは家族であることも影響し，半数程度の医師は事前指示書に示された本人の希望が当該状況には当てはまらないとして，家族の希望も含めその状況での最善の治療をとることも報告されている．

16）岩田 太：【終末期医療】C-4.リビング・ウィル，DNAR，POLST．医の倫理の基礎知識 2018年版。〔https://www.med.or.jp/doctor/rinri/i_rinri/c04.html〕（2022.8.1. 最終検索）

17）「傷病者の意思に沿った救急現場における心肺蘇生の実施に関する検討部会報告書」〔https://www.fdma.go.jp/singi_kento/kento/items/post-48/01/shiryou6-2.pdf〕（2022.8.1. 最終検索）．；第33期東京都消防庁救急業務懇話会答申書「高齢者救急需要への取り組みはいかにあるべきか」（2019年2月）

18）たとえば，キーパーソンから心肺蘇生措置などをしないとのカルテ記載がある事例で，患者が死亡した事例で民事責任を否定したものとして，東京地裁判決平成29年（ワ）第41591号，令和元年8月22日（LLI・DB判例秘書登載，L07432058）．

1. ACP の概念・定義と普及のための研修
C. ACP をサポートする倫理

竹下　啓

（東海大学医学部 基盤診療学系医療倫理学領域）

はじめに

　本稿に与えられたタイトルは，「advance care planning（以下，ACP）をサポートする倫理」である。とはいえ，他稿で指摘されているとおり，"ACP" として語られている活動は多様であり，どの要素に着目するかによって，倫理的な考察は異なってくるだろう。

　そこで本稿では，2018 年に公表された厚生労働省の「人生会議（ACP）普及・啓発リーフレット」[1] に記載されている「もしもの時のために，あなたが望む医療やケアについて前もって考え，家族等や医療・ケアチームと繰り返し話し合い，共有する取組を人生会議（ACP：アドバンス・ケア・プランニング）と呼びます」の定義を用いる。「もしものとき」については，「意思決定能力がなくなった」時とするのを基本とする[2]。そして，「生命・医療倫理の四原則」と「臨床倫理の四分割表」を紹介した後，「ACP をする時」よりも「ACP を使う時」に着目して，厚生労働省「人生の最終段階における医療・ケアの決定プロセスに関するガイドライン」（以下，プロセスガイドライン）[3] をひもときながら，臨床倫理コンサルテーションに携わる筆者の立ち位置から，ACP をサポートする倫理について考えてみる。

「生命・医療倫理の四原則」と「臨床倫理の四分割表」

1. 生命・医療倫理の四原則

　臨床倫理コンサルテーションでは，しばしば倫理原則を用いて事例を検討する。倫理における原則とは，「他の多くの道徳的基準および判断の基礎となる根本的な行動規範」である[4]。日本の医療現場では，Beauchamp と Childress が "Principles of Biomedical Ethics"[5] において提示した生命・医療倫理の四原則（Respect for Autonomy, Nonmaleficence, Beneficence, Justice）が広く受け入れられている。

　ちなみに，Beauchamp が携わったベルモント・レポート[6] では，臨床研究の基本的倫理原則は 3 つ（Respect for Persons, Beneficence, Justice）だったが，"Principles of Biomedical Ethics" では，Beneficence の下位原則とされていた Nonmaleficence が独立して原則が 1 つ増え 4 つとなった。また，ベルモント・レポートでは Respect for Persons（「人格尊重原則」と訳されることが多い）であったのが，"Principles of Biomedical Ethics" では Respect for Autonomy となっている。Beauchamp と Childress はジョージタウン大学ケネディ倫理研究所の同僚であったため，生命・医療倫理の四原則を用いて倫理的な問題を検討することは「ジョージタウン・アプローチ」と呼ばれることがある[7]。また，木村によれば，四原則が「一人歩きをはじめ，どのような状況にもこれを当てはめると言う著者たちの意図しなかった弊害」があったことから，四原則を「ジョージタウンの呪文（"Georgetown mantra"）」と表現されることもあったという[8]。

　生命・医療倫理の四原則はさまざまに邦訳されているが，本稿では赤林らの教科書[4]にならい，自律尊重原則，無危害原則，善行原則，正義原則と称することとする（**表**）。

表　生命・医療倫理の四原則

自律尊重原則	：自律的な患者の意思決定を尊重せよ
無危害原則	：患者に危害を及ぼすのを避けよ
善行原則	：患者に利益をもたらせ
正義原則	：利益と負担を公平に配分せよ

（文献4）より引用）

2．臨床倫理の四分割表

　臨床倫理的な視点でカンファレンスを行うとき，事例の情報を整理するのに四分割表（"The Four Topics Chart"）[9]を用いることが多い。四分割表を2次元のグラフに見立てると，第1象限を「患者の意向」，第2象限を「医学的適応」，第3象限を「Quality of Life（以下，QOL）」，第4象限を「周囲の状況」として，そこに事例の情報を記載する（図）。四分割表を参考に，オリジナルの事例検討シートを作成している施設もある。

　四分割表に情報を整理して記載することで，事例について理解が深まり，不足している情報やより詳しく検討するべき事項を把握できる。生命・医療倫理の四原則による考え方が抽象的になりがちで「トップダウン」（上からの演繹的な思考法）といわれるのに対して，具体的な事例に基づく決疑論の考え方は「ボトムアップ」（下からの帰納的な思考法）といわれる[10]。筆者の施設の臨床倫理コンサルテーションでは，四分割表を用いてそれぞれのドメインの情報を評価しながら，生命・医療倫理の四原則による分析をしている[11]。

「生命・医療倫理の四原則」とACP

1．自律尊重原則の視点

　自律尊重原則は，医療・ケア提供者に対して，患者へていねいに情報を開示すること，患者の理解度や自発性を探索して確認すること，そして，患者が適切な意思決定をできるよう促進することを要求する。プロセスガイドラインが掲げる「医師等の医療従事者から適切な情報の提供と説明がなされ，それに基づいて医療・ケアを受ける本人が多専門職種の医療・介護従事者から構成される医療・ケアチームと十分な話し合いを行い，本人による意思決定を基本としたうえで，人生の最終段階における医療・ケアを進めることが最も重要な原則である」[3]という考え方は，まさしく自律尊重原則にかなったものといえる。ここでは，プロセスガイドラインの「2　人生の最終段階における医療・ケアの方針の決定手続」に記載された場合分けに従い，自律尊重原則に注目してACPの役割を検討する。

1）本人の意思の確認ができる場合

　医療・ケアの方針を決定しようとする時，患者本人の意思決定能力が十分にあるのであれば，医師が患者に選択肢とその科学的エビデンスを伝え，患者が医師に自分の選好や希望を伝える。そして，エビデンスと価値観を共有したうえで，熟議を行い相互に合意された方針に到達することを目指すプロセスは，共同意思決定（shared decision making；SDM）といわれており，自律尊重原則と無危害原則・善行原則・正義原則のバランスを考えた「もっともましな」（"least bad"）医師-患者関係であると評される[12]。もし，過去にACPのプロセスが存在していて，患者の価値観が医療・ケアチームとすでに共有されていたり，話し合いの対象となる医療・ケアについて患者が十分な知識を得ていたりすれば，現在のSDMやそれを通じたインフォームド・コンセントのプロセスに大いに役立つ可能性がある。

　患者の意思決定能力が失われている場合に，たとえばACPのプロセスで作成された事前指示書の存在をもって，「本人の意思の確認ができる」と判断できるかは，医療・ケアチームと患者の関係性やその時間軸に依存すると思われる。医療・ケアチームと患者が最近までていねいにACPを積み重ねてきたのであれば，ACPのプロセスで本人と共有してきたことをもって「本人の意思の確認ができる」と判断できるかもしれない。

2）本人の意思の確認ができない場合

　プロセスガイドラインでは，患者本人の意思を確認できない場合をさらに3つの場合に分けて，以下のように記述している[3]。

①家族等が本人の意思を推定できる場合：その推定意思を尊重し，本人にとっての最善の方針をとることを基本とする。

〔医学的適応〕	〔患者の意向〕
1. 患者の医学的な状況・予後の見込み 2. 医療・ケアの目標 3. 医療・ケアの選択肢とそれぞれの成功の可能性 4. 総じて，検討されている，あるいは，実施されている医療・ケアによって，この患者は利益を受け，害を避けられるか？	1. 患者の意思決定能力はどうか？ 患者の意思決定能力が十分でないというなら，その根拠は？ 2. 患者は適切に情報を提供され，理解しているか？ 3. 患者はどのような意向を表明しているか？ 4. 患者の意思決定能力が十分でない場合，患者の事前の意思表示はあったか？ 5. 患者の意思を推定するのに適切な家族等は誰か？ 患者の推定意思はどうか？ 6. 患者が医療・ケアに協力しようとしない場合，それはなぜか？ 解決可能な課題はあるか？ 7. 総じて，倫理的，法的に許される限り患者の選ぶ権利が尊重されているか？
〔QOL〕	〔周囲の状況〕
1. 検討されている医療・ケアの選択肢によって，患者にどのような QOL がもたらされると考えられるか？ 2. QOL の評価にバイアスはないか？ 3. 検討されている医療・ケアのどの場合においても，適切な緩和ケアを提供可能か？ 4. 医療・ケアの中止・不開始を検討する場合 5. その医療・ケアが続けば，患者がどのような身体的，精神的，社会的不利益を被るか？ 6. 患者の現在や将来の状態は，患者が耐えがたいと判断するようなものか？ 7. 患者の中止・不開始の意思やその理由は了解可能か？	1. 家族等の問題があるか？（家族等の意向はどうか？） 2. 医療提供者側の問題があるか？（医学的適応とは別に，医療提供者の気持ちや意向はどうか？） 3. 経済的な問題があるか？ 4. 宗教的，文化的な問題があるか？ 5. 守秘義務が解除される正当性があるか？ 6. 医療資源の配分の問題があるか？ 7. 法令・ガイドライン等や社会的リスク上の問題はあるか？ 8. 臨床研究や教育の問題があるか？ 9. 医療提供者や医療機関の利益相反はあるか？

（文献9）を参照し，筆者らの施設で使用しているもの）

図　四分割表（The Four Topics Chart）

②家族等が本人の意思を推定できない場合：本人にとって何が最善であるかについて，本人に代わる者として家族等と十分に話し合い，本人にとっての最善の方針をとることを基本とする。

③家族等がいない場合および家族等が判断を医療・ケアチームに委ねる場合：本人にとっての最善の方針をとることを基本とする。

①～③のいずれの場合においても，ACP を実際にどう活用するかについてはプロセスガイドラインに記載はない。もし ACP が行われていて，そのプロセスに家族等や現在の医療・ケアチームが関わっていたり，ACP が文書化されたりしていれば，その ACP は患者の意思を推定するのに役立つこととなる。これは，自律尊重原則にかなうことである。また，患者の最善の利益を探索するのに手がかりを与えるのであれば，善行原則に資するものであるともいえる。そもそも ACP は，そのような場合の助けになることを期待されて行

われるものであろう。

2. 無危害原則の視点

"Principles of Biomedical Ethics"[5) では，"Nonmaleficence（無危害）"の章に "Protecting Incompetent Patients from Harm（意思決定能力のない患者を危害から守る）"というセクションがあり，その中で"advance directives（事前指示）"と "surrogate decision making without advance directives（事前指示がない場合の代理意思決定）"が論じられている。たとえば，ACP のプロセスで作成された事前指示の内容や患者の家族による推定意思が，現在の患者の最善の利益にかなわないと考えられる場合，それらを方針決定に適用するには慎重であるべきであるということである。

ACP で共有されていた方針が，現在の患者に害を与えると思われる場合に，医療・ケアチームはどうしたらよいのだろうか。患者を害から守ることを優先する方針で合意する場合もあるだろ

う。また，適切な ACP のプロセスが繰り返され，患者の家族等や医療・ケアチームが十分にその内容を共有しているような場合には，無危害原則よりも自律尊重原則を優先する結論にもなりえるかもしれない。そして ACP のプロセスにおいて本人に家族等や医療・ケアチームの裁量の範囲を聞いておくことは，家族等や医療・ケアチームが患者の過去の意思決定と現在の利益とのジレンマに対応するうえで一定の助けになるかもしれない。しかしながら，安楽死についての事前指示書（advance euthanasia directives；AED）が制度化されて法的な効力が認められているオランダにおいても，認知症の人に対する AED の適用をめぐって議論があること[13]から推測すると，裁量の範囲を定めていてもジレンマが完全に解消されることはないであろうし，また，個人的には，そのようなジレンマと向き合うことも医療・ケア提供者の責務だと考えている。

　プロセスガイドラインでは，患者の医療・ケアの方針決定に関与する家族等に対して「患者の意思を推定できること」を期待している。家族等による推定意思が患者の最善の利益にかなわない，あるいは，害を与えると考えられる場合，意思決定能力のある人がそのような意思を表明した場合と同じように，家族等と慎重に話し合いを行い，方針を決定することとなる。そして，合意を得られない場合には，プロセスガイドラインでは「複数の専門家からなる話し合いの場を別途設置し，医療・ケアチーム以外の者を加えて，方針等についての検討及び助言を行うことが必要」とされており，臨床倫理コンサルテーションに依頼されることが多いと思われる。Beauchamp と Childress は，"qualification of surrogate decision makers（代理意思決定者の資格）" として，①理性的な判断ができること，②十分な知識と情報を有すること，③情緒が安定していること，④患者の最善の利益のために行動しない人から支配的な影響を受けず，また，利益相反なく患者の利益にコミットできることの４点を求めている。これらの点は，患者の意思を推定する家族等の選定においても参考になるだろう。

「臨床倫理の四分割表」と ACP

1．「本人の意向」を推定する人としての家族

　意思決定能力が不十分な人について検討する場合，ACP のプロセスで本人が語っていた記録や事前指示書の内容は，「本人の意向」として整理される。ただし，それはあくまでも事実関係として記載されるだけであって，それを実際に推定意思として採用するべきかどうかは，医療・ケアチームとして家族等の話も参考にしながら判断することとなる。

　プロセスガイドラインで興味深いのは，家族に期待されている役割は現在の本人の意思を共有して未来に伝達することや，現在意思決定できない本人の意思を推定することに限定されているかのように読めることである。たとえば，現在の本人が意思決定可能であっても，「本人が自らの意思を伝えられない状態になる可能性があることから，家族等の信頼できる者も含めて，本人との話し合いが繰り返し行われることが重要である」としている。さらに，「この話し合いに先立ち，本人は特定の家族等を自らの意思を推定する者として前もって定めておくことも重要である」と続く。これらは「ACP をする」ことを推奨する記載であるが，家族等が本人に何を話すかは特に記載されていない。

　患者が意思決定できない状況では，まず，家族等には患者の推定意思を医療・ケアチームに伝えることが期待されている。そして，家族等が本人の意思を推定できない場合には，本人にとっての最善の利益を医療・ケアチームと話し合うことが望まれる。最善の利益について話し合う局面において，家族等が知る患者の人となりや価値観を医療・ケアチームに伝えることができれば，方針決定において有益であろう。これらの文脈で家族等が語ることは，臨床倫理の四分割表で基本的には「患者の意向」として評価されるが，後述するように「QOL」にも反映される。

2．「周囲の状況」としての家族

　私たちは，ともすると患者本人にばかり目が行

きがちである（患者がクライアントであるから仕方ないが）。そのため，家族等は家族等で1人ひとりの人間であり，それぞれの幸福を追求する権利があるのに，患者本人に対する医療・ケアの方針によって家族等が大きな影響を受ける場合があることは，時に見過ごされてしまう。実際の医療・ケアでは，患者本人の意思と利益にかなった方針が家族等に歓迎されることもあれば，家族等の意向や都合に反することもある。そのような家族等の事情は，四分割表では「周囲の状況」として整理される。「周囲の状況」で家族等の情報を詳細に検討することによって，臨床倫理上の問題がより詳細に浮かび上がることがある。

医療・ケア提供者は，家族等の語っていることが「患者の意向」なのか，「周囲の状況」なのか注意深く区別する必要がある。そして，「周囲の状況」を医療・ケアの方針決定における制限要因として切り捨てることなく，「医学的適応」「患者の意向」「QOL」と同様に尊重することが，実行可能な方針を決定するのに大切だと思われる。

3. 患者本人と家族等との関係性への配慮

意思決定能力がある患者とのSDMに家族等が参加しても，本人がひとりで意思決定を行い，家族等はそれを共有するだけの場合がある。他方，家族等と話し合うなかで本人の意思が形成されていく場合，家族等との話し合いのなかで意思が変わる場合，本意は隠して表面的に家族等に同調する場合もあるだろう。特に，意思形成というよりも方針決定をするという現実的な話になれば，その方針を実行することによって物理的，経済的，精神的に影響を受ける家族等との合意形成を図る必要が生じるため，家族等と合意形成することが困難であることを察して，最初から家族等の意向に沿った「意思」を表明する人もいるかもしれない。家族等も，話し合いのプロセスで自分の考えが変化することもあるだろうし，あるいは，家族等が患者本人に対して受け入れ可能な選択肢を迫ることもあるだろう。医療・ケアチームは，プロセスガイドラインでさらりと記載されている「話し合い」によって，「患者の意向」も「周囲の状況」も変化しうることを認識しておく必要がある。た

だし，医療・ケアチームが患者・家族等のダイナミクスにどこまで関与するべきなのかについては意見が分かれるかもしれない。

4. 家族等以外の「周囲の状況」

医療・ケアチーム，本人，家族等の意向が一致したからといって，合意された方針が倫理的，法的に妥当であるという保証はない。極端な例になるが，全員が積極的安楽死（致死薬の投与による死）の方針で一致したとしても，実際にそれを実施すれば，実施した医師と意思決定に参加した家族等は嘱託殺人罪に問われる可能性がきわめて高い。法令や社会通念は，家族等以外の「周囲の状況」としてとても重要な要素である。

また，「患者の意向」と「周囲の状況」としての家族等の意向に対立がある場合，社会資源を含む他の「周囲の状況」を活用することによって，患者の意向や家族等の意向の変化を促すことが可能な場合もある。たとえば，医療費の負担によって患者と家族等が対立している場合に，公的な支援を得ることによって対立が解消することも考えられる。

5. 「QOL」評価における ACP の役割

プロセスガイドライン[3]にあるような，本人の意思を推定することもかなわない時に，「本人にとっての最善の方針をとることを基本とする」とする考え方を「最善の利益基準」というが，「QOL」では何が本人の最善の利益であるのかが評価される。Jonsen らは，「医学的適応」が患者の（医学的な）需要（"needs"）を満たすための義務に関係するのに対して，「QOL」はその人の満足（"satisfaction"）をもたらすように行動する義務に焦点を当てていると説明している[9]。

また，QOL の概念を理解するための最初のステップは，すべての人間が共有していると思われる利益について考えることであるとして，①生きていること，②自分の意思や気持ちを理解し周囲に伝えられること，③自分の生活を自分で決定できること，④苦痛がないこと，⑤自分にとって望ましい満足を得られることを挙げている。そして，何が利益とみなされるかは，可能なかぎり，

判断の対象となる人の視点から考えるべきであると主張している。ACP のプロセスによって「判断の対象となる人の視点」が提供されれば，QOL の評価においても ACP は一定の役割を果たすことができるかもしれない。

6. 文化的背景と ACP

文化的背景は，「周囲の状況」の１つであるだけでなく，「医学的適応」「患者の意向」「QOL」「周囲の状況」の捉え方や調整の仕方にも影響を与えると考えられる。医療・ケアチームによる検討や臨床倫理コンサルテーションも，それぞれの文化的背景から自由にはなりえない。

台湾の Cheng らは，日本を含む東アジアの国の研究者とそれぞれの国の ACP について検討し，東アジアでは儒教と「孝」の概念の影響を受けているため，患者の自律性は結果的に家族の価値観と医師の権威に従属することになっており，患者の終末期における意思決定において，家族等や医師が優位に立つことがアジアでは文化的な特徴だと指摘している[14]。患者の自律的な意思決定を阻害しうるのは医師や家族等だけではない。Asai らは，「忖度」「自粛」「空気」「同調圧力」「世間」の５つの心理文化社会的傾向が，日本の臨床現場における SDM の実践に悪影響を及ぼす可能性があることを認識し，医療従事者は自律的意思決定を促進することで，患者が自分自身の人生観，経験，目標，選好，価値観を十分に反映して治療を選択できるようにしなければならないと述べている[15]。これは，ACP の実践においても共通することであると思われる。

一方，アメリカの生命倫理学者の Sullivan は，京都大学滞在中に日本の医療従事者に対して行ったインタビュー調査を質的に分析し，日本におけるインフォームド・コンセントのプロセスにおいて「おまかせ」から「自己決定」までの幅があるが，「おまかせ」は必ずしもパターナリスティックなものではなく，患者自身によって主導されていると考察している[16]。日本老年医学会「ACP 推進に関する提言」[17]では，「医療・ケア従事者は，本人が言語化した『意向』の背景に思いを致すことも大切である」といい，その理由として，

「日本人が何かを言語化する場合，周囲や関係者への配慮や遠慮がみられるのは通常のことである」ことを挙げている。これらの主張は，日本の文化的背景をいわば個性として肯定的に捉えているように思える。

Akabayashi らは，日本では多くの患者が「家族に促進されるインフォームド・コンセントのプロセス（"family-facilitated approach"）」を望んでいることを指摘したうえで，どこの国の人であるかにかかわらず，その人に合わせた形式のインフォームド・コンセントのプロセスを採用するよう提案し，それが患者の自律性を尊重することにつながると述べている[18]。

日本（人）の文化的特徴とされるものを，インフォームド・コンセント，SDM といった方針決定や ACP の実践においてどのように考慮するべきなのだろうか。

筆者は，文化的背景としてどのような意思決定プロセスが好まれる傾向があるかということと，プラクティスとして ACP をどのように実施し，どのように実際の方針決定に反映させるのかは別の問題であると考えている。ACP は西欧，それも英語圏で誕生した取り組みであるから，そのまま日本を含むアジア地域で実践するのは困難な部分があるのは当然である。しかし，もし文化的背景の違いを理由に日本において ACP の概念の大幅な修正を行うのであれば，それはもはや ACP ではない別のカテゴリーの取り組みとして再構築したほうがよいかもしれない。

まとめ

ACP は，生命・医療倫理の四原則においておもに自律尊重原則によって支持される取り組みであり，プロセス・ガイドラインにおいても重視されている。意思決定能力の低下した患者の医療・ケアの方針を検討する際，ACP は臨床倫理の四分割表における患者の意向と QOL を探索するのに役立つことが期待される。

文献
1) 厚生労働省：人生会議（ACP）普及・啓発リーフ

レット．〔https://www.mhlw.go.jp/content/10802000/000536088.pdf〕（2022.9.閲覧可能）
2）天野慎介，木澤義之：人生会議（アドバンス・ケア・プランニング）の普及啓発に関する意見書 2019年11月29日．〔http://zenganren.jp/wp-content/uploads/2019/11/statement_20191129_01.pdf〕（2022.9.閲覧可能）
3）厚生労働省：人生の最終段階における医療・ケアの決定プロセスに関するガイドライン．2018 〔https://www.mhlw.go.jp/file/04-Houdouhappyou-10802000-Iseikyoku-Shidouka/0000197701.pdf〕（2022.9.閲覧可能）
4）水野俊誠：医療倫理の四原則．赤林 朗（編）：［改訂版］入門・医療倫理Ⅰ．p.57-72，勁草書房 2017
5）Beauchamp TL, Childress JF：Principles of Biomedical Ethics. Eighth Edition. Oxford University Press, 2019
6）生物医学・行動研究における被験者保護のための国家委員会：ベルモント・レポート（津谷喜一郎，光石忠敬，栗原千絵子（訳）．臨床評価 **28**（3）：559-568，2001〔http://cont.o.oo7.jp/28_3/p559-68.html〕（2022.9.閲覧可能）〔The National Commission for the Protection of Human Subjects of Biomedical and Behavioral Research. The Belmont Report. 1979, April, 18〕.
7）Ainslie, Donald C.：Principlism. Bioethics, edited by Bruce Jennings, 4th ed, vol. 5. p.2485-2489 Macmillan Reference USA, 2014
8）木村利人：巻頭言—日本の生命医学倫理の展開のために．トム・L・ビーチャム，ジェイムズ・F・チルドレス 著，永安幸正，立木教夫（監訳）：生命医学倫理（原書第3版）．正文堂，1997
9）Jonsen AR, Siegler M, Winslade WJ：Clinical Ethics 9th ed, McGraw-Hill, 2021
10）児玉 聡：臨床倫理において必要な倫理的知識．ICUとCCU **36**（9）：637-642, 2012
11）堂囿俊彦（編），竹下 啓，神谷惠子，長尾式子，三浦靖彦（著）：倫理コンサルテーションハンドブック．医歯薬出版，2019
12）Tilburt JC：Shared Decision Making. Bioethics, edited by Bruce Jennings, 4th ed, vol. 6, p.2946-2953 Macmillan Reference USA, Gale eBooks, 2014
13）Miller DG, Dresser R, Kim SYH：Advance euthanasia directives: a controversial case and its ethical implications. J Med Ethics **45**（2）：84-89, 2019
14）Cheng SY, Lin CP, Chan HY, et al：Advance care planning in Asian culture. Jpn J Clin Oncol **50**（9）：976-989, 2020〔doi: 10.1093/jjco/hyaa131. PMID: 32761078.〕
15）Asai A, Okita T, Bito S：Discussions on Present Japanese Psychocultural-Social Tendencies as Obstacles to Clinical Shared Decision-Making in Japan. Asian Bioeth Rev **14**（2）：133-150, 2022
16）Specker Sullivan L. Dynamic axes of informed consent in Japan. Soc Sci Med **174**：159-168, 2017
17）日本老年医学会：ACP推進に関する提言．2019〔https://jpn-geriat-soc.or.jp/press_seminar/pdf/ACP_proposal.pdf〕（2022.9.閲覧可能）
18）Akabayashi A, Slingsby BT：Informed consent revisited: Japan and the U.S. Am J Bioeth **6**（1）：9-14, 2006

1. ACP の概念・定義と普及のための研修
D. ACP を含む研修　1）E-FIELD

木澤義之

（筑波大学 医学医療系）

人生の最終段階における医療に関する検討会と意思決定ガイドライン

　厚生労働省では，1987 年から約 5 年ごとに「人生の最終段階における医療」に関する検討会が設置されている。2007 年の検討会では，射水市民病院における人工呼吸器の取り外し事件の報道を発端に「尊厳死」のルール化の議論が行われ，患者に対する意思確認の方法や医療内容の決定手続き，生命維持治療の中止や差し控えについての標準的な考え方を整理し，「終末期医療の決定プロセスに関するガイドライン」が策定された。このガイドラインに流れる考え方は次の 3 点である。

　1）患者本人による決定を基本とすること

　2）人生の最終段階における医療の内容は，医療・ケアチームによって，医学的妥当性と適切性を基に慎重に判断すること

　3）可能な限り，疼痛やその他の不快な症状を十分に緩和すること

　具体的な内容は以下のように集約できる。

　①患者の意思決定能力を慎重に判断する

　②患者の意思が確認できる場合（意思決定能力が十分な場合）には，患者と医療従事者とが十分な話し合いを行い，患者が意思決定を行う

　③説明は，時間の経過，病状の変化，医学的評価の変更に応じてその都度行うこと

　④患者の意思が確認できず（意思決定能力が十分でない場合）で，家族等が患者の意思を推定できるときにはその推定意思を尊重し，患者にとっての最善の治療方針をとることを基本とすること

　⑤患者の意思が確認できず（意思決定能力が十分でない場合）で，家族がいない，もしくは家族等がいても患者の意思を推定できないときには，多職種チームで患者にとっての最善の方針を慎重に判断すること

　⑥患者・医療従事者間で妥当で適切な医療内容について合意が得られない場合等には，複数の専門家からなる委員会を設置し，治療方針の検討及び助言を行うことが必要であること

　2014 年には，尊厳ある死（尊厳ある生）を実現するために，さまざまな苦痛が本人にある場合には，終末期であるか否かを問わず緩和ケアの充実が必要であるという視点から，ガイドラインの名称が，「人生の最終段階における医療に関するガイドライン」に改称された。その後，平成 30 年度「人生の最終段階における医療の普及・啓発の在り方に関する検討会」において，1）平成 19 年（2007 年）の策定以降 10 年間，内容の見直しがされていないこと，2）診療報酬と介護報酬の同時改定のタイミングに「看取り」が大きなテーマとして取り上げられていたこと，3）高齢多死社会の進行に伴い，地域包括ケアシステムの構築に対応したものとする必要があること，4）英米諸国を中心として，ACP（アドバンス・ケア・プランニング）の概念を踏まえた研究・取り組みが普及してきていることなどを踏まえて改定が行われた[1]。

　改定の概要は，以下の 5 点に集約される。1）病院だけでなく，在宅医療・介護の現場で活用できるよう，名称が「人生の最終段階における医療・ケアの決定プロセスに関するガイドライン」に変更され，患者・家族と話し合う多職種チームに「介護従事者が含まれる」ことを明確化するため，今まで表題や本文において「医療」とされていたものを「医療・ケア」に変更し，「患者」という言葉も，すべて「本人」という表現に変更さ

れたこと，2）心身の状態の変化等に応じて，本人の意思は変化し得るため，医療・ケアの方針や，どのような生き方を望むか等を，日頃から繰り返し話し合うこと（アドバンス・ケア・プランニング：advance care planning（ACP））の重要性が強調され，推定意思の質を高めることがACPの大きな役割であることが示されたこと，3）本人が自らの意思を伝えられない状態になる前に，本人の意思を推定する者について，家族等の信頼できる者を前もって定めておくことの重要性が記載されたこと，4）単身世帯が増えることを踏まえ，家族だけでなく親しい友人等を含めた「家族等」が，本人の意思推定者であることが示されたこと，5）繰り返し話し合った内容をその都度文書にまとめ，本人，家族等と医療・ケアチームで共有することの重要性が記載されたこと，である。

E-FIELD 研修会のはじまり

2014年3月に厚生労働省から出された，終末期医療に関する意識調査等検討会報告書に，1）国民が人生の最終段階における医療に関して考えることができる機会の確保，2）終末期医療の決定プロセスに関するガイドラインに準拠した意思決定支援の研修プログラムの開発，3）医療福祉従事者に対する教育の必要性が盛り込まれ，2014年に国立長寿医療センターを中心として，医療従事者を対象とした人生の最終段階における意思決定支援とACPの教育プログラムである「患者の意向を尊重した意思決定のための研修会 Education For Implementing End-of-Life Discussion（E-FIELD）」が開発され，2014，2015年度は国立長寿医療センターを中心に，2016年度からは神戸大学を中心として，研修会，指導者研修会が開始された。E-FIELD研修は，1日もしくは2日間で開催され，EOLに関する法と倫理の基礎，人生の最終段階における医療・ケアにおける意思決定プロセスに関するガイドラインの解説，ガイドラインに基づいた意思決定を実践するためのグループワーク，ACPを実践するためのロールプレイなどから構成されている。令和2

年度（2020年度）からは，新型コロナウイルス感染症に伴って研修プログラムを Web 開催が可能なように改訂した[2]。

E-Fieldの学習目標とプログラム構成

学習目標は以下の5つである。1）「人生の最終段階における医療・ケアの決定プロセスに関するガイドライン」を理解し実践できる，2）意思決定に必要な法的，倫理的な知識を習得する，3）本人と十分な話し合いを行ったうえで意思決定をすることができる，4）家族・介護者が本人の最善利益を考えることができるような相談・支援を実施することができる，5）本人に『これからの医療・ケアに関する話し合い』（アドバンス・ケア・プランニング：ACP）を適切に実施できる。この学習目標を達成するために，ガイドラインを Step 1～4，ACPの6つのパーツに分け（図1），ひとりの患者さんの経過を追っていきながらケースを通して学ぶ構成とした。

具体的には，以下のステップで構成される。1）法的・倫理的な基礎知識とガイドラインの概要を学ぶ（事前学習，動画視聴），2）本人の意思決定に関する力を評価する（Step 1），3）本人と医療福祉従事者の対話を通じた意思決定（Step 2：本人の意思が確認できる場合），4）本人の意思を推定する者と話し合い，本人にとって最善の方針を取る（Step 3：本人の意志が確認できず，家族等が本人の意思を推定できる場合），5）本人にとって最善の方針を医療・ケアチームで慎重に判断する（Step 4：本人の意思が確認できず，かつ家族がいない，もしくは家族等がいても本人の意思を推定できない場合），6）本人が意思決定する力を失ったときに備えて，家族等による推定意思の質をよりよいものにするために，あらかじめ本人の価値観や大切にしたいこと，希望する医療・ケアの内容などについて話し合う（ACP）。タイムテーブルを表1に示す。

E-Field 研修会の成果と今後の展望

2016年からの7年間で8,000名を超える医療従

「人生の最終段階における医療・ケアの決定プロセスに関するガイドライン」
意思決定支援や方針決定の流れ（イメージ図）（平成 30 年版）

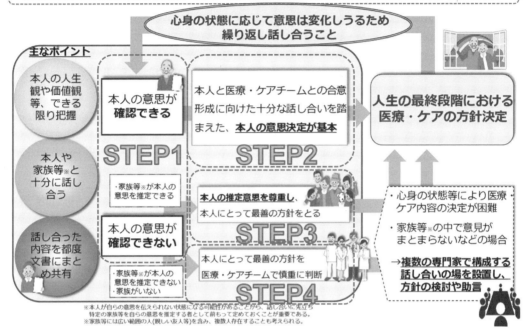

図1　ガイドラインに基づいた学習のステップ（Step 1 〜 4）

表1　E-FIELD 研修会タイムテーブル

時間 （分）	プログラム	主旨，構成内容
	事前課題（人生の最終段階における意思決定に関する倫理の基礎，法的知識）	
15	イントロダクション	事業概要・目的の説明
5	講義	ガイドラインに基づいた意思決定（総論）
25	アイスブレイキング	
80	講義・グループワーク	STEP 1：本人の意思決定する力を考える
50	講義・グループワーク	STEP 2：本人の意思の確認ができる場合の進め方
15	講義	STEP 3：本人の意思を推定する
20	講義	STEP 4：本人にとって最善の方針について合意する
90	グループワーク	STEP 3・4：意思の推定，多職種で本人にとって最善の方針について話し合う
35	講義	アドバンス・ケア・プランニング（ACP）
95	講義・ロールプレイ	ACP の実践（どのように ACP の話し合いを始めるか）を学ぶ

表 2　E-Field 研修会の修了者数

年度	研修会修了者 （名）	在宅版修了者 （名）	指導者研修会 修了者（名）	在宅版 指導者研修会 修了者（名）
令和 4 （2022）	996	541	97	95
令和 3 （2021）	807	431	開催されず	n.a.
令和 2 （2020）	1,100	196	開催されず	n.a.
平成 31/ 令和 1 （2019）	1,343	n.a.	97	n.a.
平成 30 （2018）	1,136	n.a.	97	n.a.
平成 29 （2017）	978	n.a.	62	n.a.
平成 28 （2016）	751	n.a.	84	n.a
合計	7,111	1,168	437	95

事者が本研修会を修了し，約 500 名が研修会を修了した（表 2）。研修会の評価研究により，E-Field 研修会修了者の ACP に関する知識と実践に関する自信は，研修前と比較して有意に増加し，自信は研修 6 カ月後まで維持された。また，ACP の話し合いの数は研修前と比較して研修 6 カ月後に有意に増加し，ACP 実践に関する困難さは減少する傾向がみられた[3) 4)]。

また，研修会の実施と並行して，一般市民への ACP の普及啓発のために，パンフレットの作成[5)]，Web ページ「ゼロから始める人生会議」の作成と公開[6)] などを行い，全国の自治体や施設で利用されている。

今後は，ガイドラインに基づく，本人の意向に沿った人生の最終段階における意思決定，並びに ACP の普及のために，都道府県等が本研修会を独自開催できるように，プログラムの改訂とマテリアルの整備，指導者研修会の実施による指導者の育成，研修会開催マニュアルの整備を進めていきたいと考えている。

文献
1) 「人生の最終段階における医療の決定プロセスに関するガイドライン」の改訂について．平成 30 年 3 月〔https://www.mhlw.go.jp/stf/houdou/0000197665.html〕
2) 令和 3 年度人生の最終段階における医療・ケア体制整備事業　研修配布資料等〔https://www.mhlw.go.jp/stf/newpage_25608.html〕
3) Okada H, Morita T, Kiuchi T, et al：Health care providers' knowledge, confidence, difficulties, and practices after completing a communication skills training program for advance care planning discussion in Japan. Ann Palliat Med　10（7）：7225-7235, 2021, doi: 10.21037/apm-21-642
4) Miura H, Kizawa Y, Bito S, et al：Benefits of the Japanese version of the advance care planning facilitators education program. Geriatr Gerontol Int：17（2）：350-352, 2017, doi: 10.1111/ggi.12814. PMID: 28240448
5) 神戸大学医学部．これからの治療・ケアに関する話し合い－アドバンス・ケア・プランニング〔https://www.med.kobe-u.ac.jp/jinsei/acp_kobe-u/acp_kobe-u/acp01/index.html〕
6) 神戸大学医学部、厚生労働省．ゼロから始める人生会議〔https://www.med.kobe-u.ac.jp/jinsei/index.html〕

1. ACP の概念・定義と普及のための研修
D. ACP を含む研修　2）E-FIELD Home

山岸暁美

（慶應義塾大学医学部 衛生学公衆衛生学教室／一般社団法人コミュニティヘルス研究機構）

はじめに

本人の意思を尊重した人生の最終段階における医療・ケアのさらなる充実を図るため，2018 年 3 月，「人生の最終段階における医療・ケアの決定プロセスに関するガイドライン」が 11 年ぶりに改訂された。このガイドラインに基づき，本人の意向を尊重した意思決定や相談を行う人材育成のニーズが高まり，「意思決定支援教育プログラム（E-FIELD：Education For Implementing End-of-Life Discussion）」を活用した相談員研修会が実施されてきた。

2021 年度からは，従来の研修会に加えて，生活の場，暮らしの場でのガイドラインの活用に焦点を当てた「意思決定支援教育プログラム：在宅医療・ケア従事者版（Education For Implementing End-of-Life Discussion at Home：以下，E-FIELD Home）」を活用した相談員研修会がスタートしている（2020 年度のトライアル研修を実施）。本稿では，この研修の内容および効果について概説する。

E-FIELD Home 研修の概要

1. 方針と目的

生活の場，暮らしの場でのガイドライン活用に関する相談・支援ができる人材育成にフォーカスし，IPE（interprofessional education）の手法をとる当該研修の方針と目的は以下のとおりである。

1）研修の方針

1. ACP（人生会議）を含めたガイドラインの内容を理解し，在宅医療や介護施設など，生活の場，暮らしの場を支える実践の場で相談員として機能できる人材を育成する。
2. 今後，各地方ブロックまたは都道府県で，継続的に研修会を独自に開催できるような体制を構築し，相談員の量・質の拡充に努める。

2）研修の目的

1. 生活の場，暮らしの場をフィールドとする医療・ケアチームが「人生の最終段階における医療・ケアの決定プロセスに関するガイドライン」を理解する。
2. 意思決定，およびその支援に必要な知識を習得する。
   ふだんの暮らしに関わるなかで，本人の選好や価値観を知り，それを共有し，医療やケアに反映すること，また本人が意思表出できない場合でも，これまでの話し合いを踏まえて意思を推定したり，代弁者になりえること。
3. 日常臨床・ケアのなかで，本人と共に ACP（人生会議）を積み重ねていくことの重要性を理解する。
4. 家族等が本人の最善・利益を考えられるよう，相談・支援のあり方について習得する
   —どのような生活を送りたいのか，これから先をどう生きたいのかを共に考えるプロセスを重視。
   —医療はあくまでその一部であり，治療の選択や療養場所の選択だけが目的ではないことを理解する。

2. 研修骨子と学習目標

　当該研修の骨子および各Stepの学習目標は以下のとおりである。

1）Step1：本人の意思決定する力を考える

学習目標

- ・本人の意向を知るためには，信頼関係を構築することが重要であることを理解する。
- ・日常ケアのなかで価値観や選好を探ることが意思決定に重要なことを理解する。
- ・本人の意思決定する力を高めること（＝エンパワメント）の重要性を理解する。
- ・本人の意思決定する力を評価するときのポイント，およびその際の注意点とエンパワメントの重要性について概説できる。

講義のポイント

- ・年齢や病名や社会的背景だけからの憶測で，本人の意思決定する力を評価・判定しない。
- ・エンパワメントを通して，意思決定する力を阻害する要因を取り除き，力を高め，本人がもっともよい状態の時に評価。
- ・本人の価値観，選好などを知るには，信頼関係をベースとする日常の関わりのなかでの会話が重要。
- ・方針決定の場面では，ふだんの医療・ケアの場面で把握した本人の価値観などを伝えることが重要。

2）Step2：本人の意思の確認ができる場合の進め方

学習目標

- ・意思決定の目的は医療の選択だけでなく，納得できる生き方の選択であることを理解する。
- ・医療・ケアチームとして，ACPプロセスに関わることの重要性を理解する。
- ・おもに介護従事者は，日々の関わりを通じて，本人の価値観を理解し，本人にとっての最適な選択を共に考える。また医療従事者は本人・家族等・介護従事者と病状経過の見通しを共有し，医学的適応のみならず，臨床倫理の4つの要素から最適な選択を共に考える。

- ・多角的な視点での情報整理に資する4分割表の活用方法を理解する。
- ・意思決定の際の留意点について理解する。

講義のポイント

- ・ACPは，日々の関わりのなかで，本人や家族等の揺らぐ気持ちに寄り添いながら，本人の価値観や優先順位を探り，納得のできる着地点を探るプロセス
- ・医療・ケアチームとして，ACPプロセスに関わる。
- ・おもに介護従事者は，日々の関わりを通じて，本人の価値観を理解し，本人にとっての最適な選択を共に考える。
- ・医療従事者は本人・家族等・介護従事者と病状経過の見通しを共有し，医学的適応のみならず，臨床倫理の4つの要素から最適な選択を共に考える。
- ・本人が本当の気持ちを表出できる心理的・物理的環境を整えること，結論を急がない・結論を出すことにこだわらないこと，対話のプロセスそのものを大切にする姿勢が重要である。

3）Step3：本人の意思が確認できない場合

　本人の推定意思を尊重し，本人にとって最善の方針をとる。

学習目標

- ・本人の明確な意思が確認できない時，意思を推定する方法を理解する。
- ・本人の意思が確認できないが家族等がその意思を推定できる場合，推定意思を尊重するための方法を具体的に説明できる。
- ・家族等が本人の意向を推定できるように，エンパワメントすることができる。
- ・つねに本人が意思を表出できる可能性はないかを確認する。
- ・本人にとっての最善を考えるために，その人が固有にもつ価値観，人生観に関する情報を得ておくことの重要性を理解する。

講義のポイント

- ・本人の意思を推定するにあたり，意思決定する力が不十分な状況にあっても，本人からの情報を得る努力を続ける。

・「現在の」情報，「直接的言語表現」からだけではなく，「過去の」情報，「間接的表現」にも目を向けること。
・本人の背景とナラティブを知ることが重要。
・つねに，本人の希望や想いを叶えることを軸とする。
・本人の意向の代弁なのか，家族等の思いや希望ではないか，自施設の方針に引っ張られていないかなど，よく検討する必要がある。
・在宅や施設などの生活の場，暮らしの場においては，本人の価値観や意思を推定していくことに，非常に有利な環境・有利な材料がある。

4）Step4：本人の意思が確認できない場合

本人にとっての最善の方針を医療・ケアチームで慎重に判断。

| 学習目標 |

・意思決定に関する推奨または提案を行ううえでの重要な点について整理することができる。
・異なる職種や立場をもつ者の視点や価値を尊重しつつ，合意形成を行うために必要なことが理解できる。
・本人の意思が確認できない状態において，本人にとっての最善の利益となる医療・ケアを多職種チームで考えるポイントを概説できる。

| 講義のポイント |

・倫理原則に照らし合わせて，ていねいな検討が必要。
　➡医療・ケアチームの直観や感情，「こうしてほしい」という願望，今までこうして来たからという習慣で方針を決めてはならない。
・軸になるのは，つねに「本人にとっての最善」。
　➡特定の職種のみならず，医療・ケアチームとして検討。
　➡「本人にとっての最善」を中心に，多職種で，それぞれの視点から意見を出し，合議で方針決定

E-FIELD Home 研修の効果（フォローアップ調査）

2021 年 2～3 月に，鹿児島県・沖縄県浦添市・山梨県山梨市／甲州市・千葉県千葉市にて実施した，E-FIELD Home のトライアル研修を受講した 193 名に対し，2022 年 2 月（受講後 1 年後）にフォローアップのための調査票を送り，151 名（79％）から回答を得た。具体的な内容ついては，紙面上の都合で割愛するが，設問と結果の概要は以下のとおりである。

知識については，アドバンス・ケア・プランニングに関する項 15 項目について，「はい」「いいえ」「わからない」で回答を求めた。正解の回答割合は，研修前に 63％だったが，1 年後においては研修直後と同等の 88％であり，1 年後もその知識が維持され，研修前と比較し有意に高かった（大きい効果）。

自信について，「ACP の話し合い（意思決定能力の低下に備えて，これからの治療・ケアについて話し合うこと）について，どの程度自信をもって実践することができるかという問いに対し，6 段階で回答を得た。研修直後に自信は優位に向上していたが，1 年後においてもその自信は維持され，研修前と比較し有意に高かった（中程度の効果）。

困難感について，困難感をあらわす 13 項目について，6 段階で回答を得た。困難感は，研修前と比較し，有意に増加していた（中程度の効果）。特に，悪い知らせを聞いた患者への対応，患者の不安の表出への対応，患者から死にたいと表出があった時の対応，家族と不和のある患者への対応，病状を理解していない家族への対応，家族と時間が取れないこと，家族の不安の表出への対応に関する困難感について中程度以上の増加がみられた。これは受講者が研修後，こうした患者・利用者に積極的に関わるようになったことで，困難感が増加するという現象が生じているのではないかと考えられる。

実践の自己評価に関する 42 項目について，5 段階で回答を得た。研修前と比較し，有意に増加し，中程度の効果が認められた。

システム・体制整備について，13項目すべての項目で有意な改善がみられ，特に「多職種がアクセスできる記録システムがある」「施設内すべての職員の研修体制がある」「組織内でACPについての指針がある」「組織に全体でACPの実施に関する評価が行われる体制がある」の4項目で中程度の改善がみられた。

おわりに

　生活の場，暮らしの場でのガイドラインの活用に焦点を当てたE-FIELD Homeを活用した相談員研修会の内容および効果について概説した。今後，各地方ブロックまたは都道府県で，継続的に研修会を独自に開催できるような体制を構築し，相談員の量・質の拡充に努めていく予定である。

2. ACP の取り組みの現況と課題
A. 緩和ケア病棟における ACP の実践

江口惠子

（相良病院）

はじめに

　相良病院（当院）は乳がん専門病院であり，乳がん患者のエンド・オブ・ライフをできるだけ豊かなものにできるようにという願いを込めて1997 年に設立された緩和ケア病棟は，鹿児島県における最初の認定施設である。緩和ケア病棟に入院する患者の半数は乳がん患者であり，終末期にかかわらず早期からの緩和ケア病棟の活用に取り組んでいる。一方で，他施設からの患者の受け入れも行っており，約半数が肺がんや消化器がん，婦人科がんなどの患者である。

　当院においてのアドバンス・ケア・プランニング（以下，ACP）への取り組みは，緩和ケア病棟における「歩いて帰りたい」と願う脊椎転移で下半身の不全麻痺の乳がん患者の希望をどのように支えるか，というケアから始まった。このようなケアは，緩和ケア病棟においては「患者の希望に寄り添う」という日常的なケアの一環であり，結婚式や誕生会などの家族の大切な行事を緩和ケア病棟で行ったり，式場への参加をしたりといった患者の希望を可能なかぎり叶えるための支援などは緩和ケア病棟ならではの取り組み（もちろん，一般病棟においての実施もあるが）としてどの施設でも行われてきたし，今も行ってきているところであると認識している[1]。

　私たちが，この事例を検討するなかで明らかになったことは，「現在の状態からどのようなケアが必要であるかを検討していくのみならず，がん治療の段階からの取り組みこそ終末期の患者の希望を支えることにつながる」という当たり前の医療・ケアの実践であった。その時期（2011 年）に出会ったのがACPという概念であり，乳がん患者の診療ケアを診断から終末期まで行う当院にとっては，きわめてタイムリーな出会いであった。私たちは，ACPを「最期までその人らしい尊厳ある生き方を支援するツール」として位置づけ，そのプロセスでの緩和ケア病棟の役割と活用について検討しながら進めてきた。また，他院から紹介を受ける患者のACPについては，緩和ケアの地域連携体制の構築を図るなかで「患者の意向を地域全体としてどのように支援するか」を命題としながら進めている。

　この2 つの視点から，緩和ケア病棟におけるACPの実践（工夫）について，特に入院面談時，入院時，死が近くなった時に気をつけていることの実際と課題について述べる。

1. 緩和ケア病棟入院面談および入院時の ACP 支援

　入院時にもっとも優先されることは，患者が"いま"必要としている苦痛の緩和であるが，同時に患者が対話可能であれば，患者が入院療養に対して期待していることや目標を共有することであると考えている。家族と共にこれからの（あるいは今回の）入院療養に向けて取り組む目標を共有することから始めていく。緩和ケア病棟の入院については，可能なかぎり外来での症状緩和に努め，外来通院中の段階から入院の可能性を予測して外来と病棟・地域連携室・緩和ケアチームなどで情報共有している。

　他施設からの緩和ケア外来の受診にあたっては，緩和ケア病棟があることを前提として紹介されることがほとんどであり，この段階が入院面談と位置づけられる。主としてがん治療を受けている施設の主治医から依頼されることが多いが，そ

の間にその施設の緩和ケアチームの介入がどのように行われているかでも状況は違ってくる。また，患者の病状によっては，家族のみが来院される場合も少なくない。どのような状況においても，これまでの治療経過と共に，患者家族がどのような思いで緩和ケア外来を受診されたのかを大切にして話を聴いている。

この段階での課題として，治療の限界の告知と共に，緩和ケア病棟を紹介されて，衝撃が強く受け容れがたい状況での来院や，家族のみの受診の場合は家族の意向が強く，今後の見通しも立てられないような状況もある。家族の治療への期待が強く，ゆったりとした気持ちで療養できるような環境を望みつつ，治療への期待をもっており，混沌としたなかにあることも否めない状況である。治療や療養の場所をめぐって患者と家族の意向の違いはよくみられるところである。背景にある患者家族の感情も受けとめ，患者家族と信頼関係を構築していくことから始めている。

当院のACP支援においては，「患者の意向を中心に患者の価値観や目標・意向を明確化しながらも，患者と家族，医療者が共に治療（療養）方針について考えていく過程そのものであり，そのプロセスにおいて，本人の意思決定する力が低下した場合を含む将来の治療・ケアについて繰り返し話し合い，さまざまな状況に折り合いをつけながら，可能なかぎり患者の意向に沿った生き方ができるように支援する」ことを診断時から進めている。

このことからも，まずは，「これまでの過程で患者と家族は治療や今後の療養についてどのように話し合われてきたのか」，あるいは，「話し合われてこなかったのか，こなかったとすればどのような思いから話し合うことができなかったのか，しなかったのか」ということについて，患者家族が語れるように話を聴いている。治癒困難ながん患者が治癒への希望をもっていることを受け止めつつ，患者の背景にある感情に配慮して，患者家族が思いを解きほぐしながら整理して折り合いがつけられるよう話を聴き，揺らぎに寄り添うように関わっている。

入院時においては，症状緩和に努めると共に，患者の大切にしていること，これからどのように過ごしたいと思っているのかについての希望や計画を，これまでの患者の人生を語ってもらいながら聴いている。1度に聴くのではなく，患者が語れる範囲で，患者が語ることからその人の人生を理解し，価値観を受け止めるように関わっている。入院時は，患者家族共に自分について理解してもらいたいという気持ちも働き，多弁になられることもある。チャンスを逃さず患者への関心ある態度で関係性を深めていくような関わりが，その後の支援には欠かせないことであると実感している。一方で，残された時間は患者の状況で違う。急いで整えないといけない場合もあり，緩和すべき状況のアセスメントを速やかに行い対応しつつ，ACPを推進するように関わっている。

2. 死が近づいた段階における支援

緩和ケア外来の段階で，多くの入院患者は，心肺蘇生については話し合われていることが多い。しかしながら，その内容についてのイメージは多様である。当院においては，最期の段階の医療・ケアについて，少なくとも緩和ケア病棟入院の段階までには話し合いを進めている。回復が困難になってきた段階での蘇生は勧めないこと，できるだけ苦痛がないように自然な形でのケアを進めていきたいことを推奨するなかで，患者が望む栄養の方法や過ごし方，鎮静の希望などを患者家族と話し合っている。なかには，病名告知もされず，「緩和ケア病棟で元気になって治療を頑張ろう」とだけ話してほしいと望む家族もいる。現在が，死が近づいた段階と思いつつもできるだけ先送りにしたいと願う気持ちに寄り添いつつも，週単位の予後予測の段階においては，改めて患者家族と話し合って決めている。

さらに，この段階において大切にしているのは，これまで話し合いながら進めてきたことが，患者にとってどのように進められてきたのか，気がかりは解決されたのか，今なお，患者が気がかりとして抱えているのであれば，そのことに取り組む必要性を患者は感じているのか，取り組むことが可能なのかをよく聴いて，家族を交えて話し合い，解決の糸口を探して取り組んでいくことである。

表1　ACPサマリー「患者の価値観や優先事項について」

項目	話合いの内容
病気の認識	病気のことをどこまで知りたいか，誰と聞きたいか
気がかり・不安	病状や将来への不安，気がかりなことについて
支え	大切にしたいこと，生きがいなど支えになるもの
今の様子	現在の病状や日常生活の過ごし方，以前との変化について
治療の希望	将来，治療変更が必要になったら，どうしたいか
今後の希望	今後の医療やケアについての希望，療養場所についての希望
意思決定能力と方法	将来のことや治療のことなど物事の決め方やその能力
代理意思決定者に関すること	頼りにしている人，代理意思決定者，サポートする人の状況
	代理意思決定者と話し合っている内容
予後	予後や余命についての話し合い

　患者が，今の自分の状況をどのように受け止めているのか，について耳を傾けると，患者自身は近づいてくる最期の時を感じている場合にもよく遭遇する。静かに1人で時間を過ごしたい患者，分かりつつも希望を語ることで受け入れていこうとする患者，患者本人がどのような意向をもって今，そこに在るのか，受け止めながらケアすることが重要である。鎮静に関しては，患者の症状緩和の状況に応じて，適応があればガイドラインに基づいて検討し実施している。

3. 進行再発乳がん患者の緩和ケア病棟活用によるACP支援の実際（事例を通して）

　当院は先にも述べたとおり，乳がん患者の診療を診断から終末期まで一連のプロセスを実践している。2013年から，ACPについて取り組んでおり，「共に治療について考えるための質問紙」の活用の標準化，ACPサマリー（表1）として「患者さんの価値観や優先事項について」の診療録内での共有，外来における受け持ち看護師の配置や説明時の同席やフォロー体制，医療チームの方針に関する多職種カンファレンス，困難事例に対する合同倫理カンファレンスなど，院内における治療の段階に応じて，継続的に支援できる体制を整えて取り組んできた。その過程において，当然ながら地域におけるACP支援の継続にも取り組んできた。緩和ケアのカンファレンスと合わせて，地域の課題解決のための連携会議の開催，県の事業としての「医療・ケアの意思決定プロセス支援事業」の推進，鹿児島ACP推進プロジェクト委員

会の立ち上げと活動の推進など，患者家族を取り巻く社会の理解を広く得られ，ACPを1つのツールとして「本人の意向」を中心にして，家族を含め地域で支援できる体制つくりに務めているところである。緩和ケア病棟は，療養場所の1つであると同時に，患者家族にとって予期悲嘆に向き合いつつ自己に向き合う大切な場であるとの認識に立って，乳がん患者の支援を行い，症状緩和を主とする場合は緩和ケア病棟の活用も進めている。

　当院において，ACPの話し合いは，進行再発乳がんの診断時から始めるようにしている。第2段階として，予後1年未満が予測されるまでにはACPサマリーの内容がすべて記載されているように進めていくことを目指している。この段階での話し合う内容としては，①最期を過ごす場所に関する患者と家族の希望を明らかにする，②本人が大事にしたいことや懸念を確認する，③病状の変化を考慮し，患者の治療やケアに対する希望や意思を確認する，④患者の希望に対する家族の懸念や心配を明らかにし，患者・家族のゴールや希望の不一致の解決策を探る，⑤代理意思決定者と一緒に話し合いができることとしている。

　2つの事例を通してその実践について述べる（本人の同意を口頭で得ている）。

1）事例1

　Aさん63歳，乳がん，夫と2人暮らし。

　Aさんは，術前化学療法後，左全摘とリンパ郭清術を行い，翌年には頸部リンパ節への転移を認め，10カ月後には皮膚転移を認めたが，7年以上長期にわたり治療を継続してきている。この間，

33

緩和ケア病棟には，転移再発治療を開始して間もない段階で，抗がん剤治療にともなう有害事象による症状緩和目的で入院し，その後症状緩和目的で6回入院している。

初回入院時，Aさんは，「緩和ケア病棟と聞いて最初『えっ！』という感じで少し抵抗があったが，ゆっくりできてとてもよかった。次入院する時もここに入院したい」と述べており，緩和ケア病棟に対する認識が，退院できない最後の場所から，心身共に休めて元気で退院できる場所として変化した。そのことで，緩和放射線療法時や疼痛コントロール目的，症状を抱えての日常生活への疲労などによるレスパイト入院など，入退院を繰り返しながら症状緩和を行い，心身を整えて自宅療養を継続することができている。

Aさんは，質問紙を活用したことで，これまで夫と話し合おうと思ってもなかなか真剣に話し合えなかったことが話し合えたこと，療養場所についての考えが違うこと，違うことも含めて自分が今考えていることを子どもたちにも理解してもらえたことがとてもよかった，と語られた。その後も入院のたびにその間の経過や考えについて語り，家族との考えのすり合わせなど話し合いを重ねてきている。Aさんは，夫との意見の違いへの相談など，何でも話し合えて安心して過ごすことができていると話しており，最期まで自宅で過ごしたいと願っていたAさんは，これまでの経過のなかで，夫につらい思いをさせたくない思いと共にゆっくりと休める場所として，緩和ケア病棟を療養場所として，選択してきている。

2）事例2

Bさん，46歳，乳がん，夫と娘の3人暮らし。

Bさんは，手術後1年後に肺転移・胸膜に急速な転移を認め，治療を繰り返し継続して行っていたが，その2年後には脳転移，さらに骨転移と進行し，術後5年目に脊椎転移による脊髄浸潤下半身麻痺を生じ，緊急照射目的で緩和ケア病棟に入院した。予期しない症状に強い衝撃を受けるなかで，これまで考えていた最後の療養場所について繰り返し話し合いを進めた。さまざまな葛藤のあるなかで，Bさんの希望は母の懐から夫のいる場所へと変わっていった。

この入院においてBさんは「理解しているつもりだったが，改めて緩和ケア病棟について認識する機会だった。こんな風にゆったりとした気持ちになれる場所なんだね」と語り，「自分の気持ちに気づき，整理するいい時間だった」と病状進行を受け止め，何とかして1度は帰りたいと願う実家への帰省を計画し，病状変化にともなう在宅療養体制を再構築し，退院した。退院後，夫の強い意向を受けて，患者の希望のもとに行った抗がん剤治療も効なく，病状は進行した。約2カ月後には呼吸苦で再入院し，「近づいてきていることを感じる」と最期の時を自覚し，最愛の家族と共に過ごすことを選択して自宅へ退院した。

Bさんとは，転移確定後2レジメン施行中の安定した段階で質問紙を活用してACPを開始し，その後2年半にわたりBさんの希望と懸念について話し合いを重ねてきた。

おわりに

緩和ケア病棟におけるACPの実践について当院の取り組みについて述べてきた。本来，緩和ケア病棟においてはACPの概念がなくとも，患者の意向を大切にして最期までその人らしく生き切るための支援に努めてきた。とはいえ，緩和ケア病棟は最期の療養場所と考えている人はまだまだ多い。今日のがん治療の発展により，転移再発後も長期生存する患者が多くなってきた。患者家族は，失意と希望の繰り返しのなかで治療の選択を迫られ，折り合いをつけながら決定していかなければならない。このプロセスに寄り添い続けていくことが私たちには求められている。その過程において，緩和ケア病棟は心身共に安らぎを得て生きる力を得る場として，早い段階から活用されることが望まれる。ACPでの話し合いは適切な緩和ケアに基づいて行われてこそ，「最期までその人らしい尊厳ある生き方を支援するツール」として有効に活用されると考えている。

文献
1）特集：ACPの向かう道—11人の実践者による誌上シンポジウム．緩和ケア　**32**（3），2022

2．ACP の取り組みの現況と課題
2）緩和ケアチームにおけるプロジェクトの始動と実際

大谷弘行

（九州がんセンター 緩和治療科）

はじめに

アドバンス・ケア・プランニング（以下，ACP）支援を暗中模索のなかで漠然と進めても何も始まらない。すべては目の前の現場の課題から始まる。2012 年の秋のある日の九州がんセンターの廊下での出来事だ。相談支援センターの師長から「多くの患者は，最期を過ごしたい場所で過ごしておらず，もしかすると望まない医療がなされているかもしれないと思うんです。何とかならないですかね～」と相談を受けた。とっさに抄読会で読んだ ACP の論文記事が思い浮び，対策提案としての ACP の概念を師長に紹介した。このように，廊下でのふとした会話から九州がんセンターにおける ACP プロジェクトが始動した。そして，以下の文言が頭によぎった。「何か物事を行うためには，誰のために，どんな環境で，一貫性をもたせ，どのように継続していくかが重要であることは言うまでもない」[1)]

施設としての取り組みの概要

九州がんセンターの ACP プロジェクトの始動にあたって，7 つのことをポイントに置いた（**表1**）。すなわち，1. 現場の声（課題）の明確化，2. 病院全体への理解と動機づけ，3. 理論に基づいた取り組み，4. 各現場の既存の取り組みに織り込むこと，5. 現場主体の取り組み，6. 課題を明らかにし，現場で解決していくプロセス，7. 各現場の医療者自身の成功体験の積み上げである。

1．現場の声（課題）の明確化

まずは，相談支援センターの師長のひとこと，

表1 九州がんセンターにおける ACP プロジェクトの 6 つの始動ポイント

〔誰のために〕
　1．現場の声（課題）の明確化
〔どんな環境で〕
　2・病院全体への理解と動機づけ
〔一貫性をもたせ〕
　3．理論に基づいた取り組み
　　・先行研究をもとに現場に合った応用
　　・行動経済学モデルの実装
〔どのように継続し〕
　4．各現場の既存の取り組みに織り込むこと
　5．現場主体の取り組み
　6．課題を明らかにし，現場で解決していくプロセス
　7．各現場の医療者自身の成功体験の積み上げ

「多くの患者は，最期を過ごしたい場所で過ごしておらず，もしかすると望まない医療がなされているかもしれないと思うんです。何とかならないですかね～」が，本当に現場の課題となっているのかの探索から開始した。すなわち，九州がんセンターの医療者 392 名に対し，先行研究に基づいて作成した「がん患者と家族への意思決定支援に関する」大規模の認識調査を行った。

結果は，やはり多くの医療者（65％）が，「治療目標に関する患者の意思決定支援の調整が難しい」と回答し，その要因として，「患者の意向や価値観が明確でないため，医療者間で一貫した先々の目標設定が難しい」「将来のもしものことをあらかじめ話し合うことで，患者・家族がつらくなるのでは，と心配である」が挙げられた。また，医療者は「患者の全身状態が実際に悪くなってしまった際に行われる，今後の治療やケアの話し合いがとても困難である」と感じていた。これらの結果を踏まえ，この現状を解決するためには，がん治療を開始する前から，今後の治療のこ

とだけでなく,「今までに患者が大切にしてきたことや,価値観・そして治療をしていくうえで心配なこと」を確認し,早い段階より患者との関係構築を築きながら先々の意思決定を支援していくことが重要であると考えた。

2. 病院全体への理解と動機づけ

組織全体として動くためには,組織幹部の理解とトップダウンの働きかけ,組織全体の一体感の促進が必要とされる。このため,2012年12月1日に組織幹部全員が参加する,組織主催の地域医療者向けの講演会に「アドバンス・ケア・プランニング(ACP)」のテーマをさりげなく取り上げ(このころは誰もACPの言葉を知らない時代であった),外部専門家に講演をしていただいた。

前述の「現場の声(課題)の明確化」とこの講演会をきっかけに,組織幹部の働きかけが促進し,組織幹部推薦によるACPプロジェクトチームが,組織幹部を委員長として,各科医師代表,各病棟・外来看護師代表,各メディカル組織(事務職含む)の代表も加わり発足し,月1回集まって話し合いの機会を設けることとなった。さらに,組織の職員全員に対しては,各部署代表に,月1回の話し合いの結果伝達と意見集約をお願いするとともに,前述の地域医療者向けの講演会「アドバンス・ケア・プランニング(ACP)」と同じ内容を,再度2013年5月に,同じ外部専門家に同日に2回講演いただき(講演施設内に全員が入りきらないため),組織の職員全員に受講していただいた。

3. 理論に基づいた取り組み/ 4. 各現場の 既存の取り組みに織り込むこと

組織全体として動くためには一貫性が求められる。さらに一貫性をもたせるためには,根拠に基づいた取り組みが不可欠である。先行研究において,ACP支援の本質はコミュニケーションであって,そのACPコミュニケーションの流れとして以下のように推奨されていた(**表2**)。すなわち,まず「本人の気がかりや体や心のつらさを共有」し,「本人の大切にしていることを共有しつつ信頼関係の構築」に努め,「今後のことを話す心の

準備を確認(現在の病状認識と治療に対する希望)」し,そして,心の準備の状態によって「一歩踏み出し(最善を望みつつ,最悪に備える会話)」,さらに,多職種で「希望・備えを支える」ことが求められている[2]。このことから,この報告に基づいた組織の職員全員によるロールプレイなど,組織全体のACPコミュニケーションの向上に取り組んでいくことを想定した。

しかし,先行研究において,そもそも行動経済学観点から,人間の意思決定の特徴として,人は先々の予想される悪い話を「先延ばし」をするというバイアスがあること(「先延ばし」することは自然な反応であること),また,患者も医療者も「何となく変だぞ,どうやら悪くなってきているぞ」という感覚があっても,現在までの互いの馴れ合いのなかで,悪い話をなかなか口頭で言い出しづらくなることが報告され[3],これらのバイアスによって,ACPコミュニケーション自体がスムーズになされない可能性を考えた(**表3**)。

このため,ACPコミュニケーションのきっかけづくりのナッジ(nudge:そっと後押しする)として,医療機関で外来・入院前に毎回記入が求められる(「デフォルト設定」),既存に存在する自己記入式問診票(PROMs: patient-reported outcome measures)に目をつけた。これは患者から直接得られる報告に基づくもので,「記載することで自らのことを考えるきっかけ」となり,診療場面では口頭ではなかなか言い出せない本音も互いに伝えやすくなるという可能性が示唆されているものである[4,5]。九州がんセンターでは,the Patient Dignity Question(PDQ)(患者の尊厳に関する質問)を意識し[6],この自己記入式問診票に「あなたの気持ちの確認用紙」という表題をつけ,患者の"本音"記載をもとに,「さりげなく」患者の思いを引き出し,その思いに寄り添いながら,ACPを含めた病ある生を生きるための患者との対話を重ねていくこととした(**表2**)。そして,「今後の医療・ケアの希望」について対話を1歩踏み込むかの判断を,記載状況と対話中の患者の表情を見ながら,コミュニケーションしながら進めていくロールプレイを繰り返した。ロールプレイのポイントは,「患者の記載」をもとに対

表2　九州がんセンターにおける根拠に基づいた ACP コミュニケーションの流れ
　　　ポイント

【1．あなたの気持ちの確認用紙（1枚目）（図1, 2)】
※「本人の気がかりや体や心のつらさを共有」

図1

現在のあなたのことについて教えてください
1．今後の病気や生活について、気になる事がありますか。当てはまる□に✓をしてください
　　□気になる事はない　□あまり気にならない　□少し気になる　□気になる　□とても気になる

2．治療のことや日常生活の中で、気になっていること・心配していることを自由にご記入ください
□治療　□自宅での生活　□学校　□仕事　□経済面　□体力・運動　□栄養・食事　□家族　□将来の妊娠
□遺伝　□その他

図2

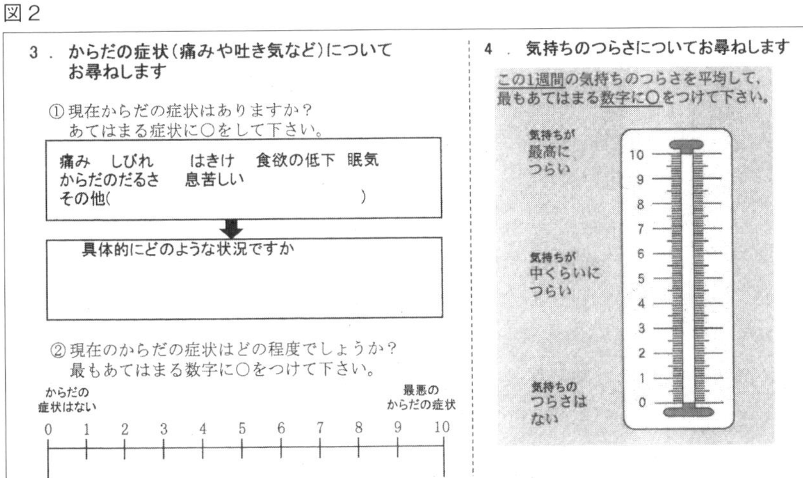

3．からだの症状（痛みや吐き気など）について
　　お尋ねします

　　①現在からだの症状はありますか？
　　　あてはまる症状に○をして下さい。

　　　痛み　しびれ　　はきけ　食欲の低下　眠気
　　　からだのだるさ　　息苦しい
　　　その他（　　　　　　　　　　　　　　）

　　　→具体的にどのような状況ですか

　　②現在のからだの症状はどの程度でしょうか？
　　　最もあてはまる数字に○をつけて下さい。

からだの　　　　　　　　　　　　　　　　最悪の
症状はない　　　　　　　　　　　　　からだの症状
0　1　2　3　4　5　6　7　8　9　10

4．気持ちのつらさについてお尋ねします

この1週間の気持ちのつらさを平均して、
最もあてはまる数字に○をつけて下さい。

気持ちが
最高に
つらい
　10
　9
　8
　7
気持ちが
中くらいに　6
つらい　　　5
　4
　3
　2
気持ちの　　1
つらさは
ない　　　　0

【2．あなたの気持ちの確認用紙（2枚目）（図3, 4)】
※「本人の大切にしていることを共有しつつ信頼関係の構築」に努め
※「今後のことを話す心の準備を確認」し（現在の病状認識と治療に対する
　　希望）

図3

6．あなたにとって、自分らしく過ごすために、以下の項目がどのくらい大切とお考えですか？
　　当てはまる□に✓をしてください。答えづらい質問は空欄で構いません。

1）医師と話し合って治療を決めること
　　□大切に思わない　□あまり大切に思わない　□少し大切に思う　□大切に思う
　　□とても大切に思う

2）からだに苦痛を感じないこと
　　□大切に思わない　□あまり大切に思わない　□少し大切に思う　□大切に思う
　　□とても大切に思う

3）自宅や病院など、自分が望む場所で過ごすこと
　　□大切に思わない　□あまり大切に思わない　□少し大切に思う　□大切に思う
　　□とても大切に思う

4）希望をもって過ごすこと
　　□大切に思わない　□あまり大切に思わない　□少し大切に思う　□大切に思う
　　□とても大切に思う

5）人に迷惑をかけないこと
　　□大切に思わない　□あまり大切に思わない　□少し大切に思う　□大切に思う
　　□とても大切に思う
　　その他、上記以外で、自分らしく過ごすために、大切なことがあれば、自由にご記入ください

(表2つづき)

図4

```
7．医師から治療の目標について、どのような説明を受けましたか？
　当てはまる□に✓をしてください

　①まだ治療についての説明を受けていない・・・・・・・・・・・・・・・・・・・□
　②がんを完全に取り除くこと（がんが完治すること）が目標・・・・・・・・・・□
　③がんを完全には取り除けないが、がんをできるだけ小さくすることが目標・・・□
　④がんを完全には取り除けないが、がんによる症状を和らげることが目標・・・・□
　⑤よく分からない・・・・・・・・・・・・・・・・・・・・・・・・・・・・・□

8．あなたはどのような治療を希望されますか？当てはまる□に✓をしてください
　①抗がん治療や手術を

　□受けたいと思わない　□あまり受けたいと思わない　□少し受けたいと思う　□受けたいと思う
　□分からない

　②標準的ながん治療の継続が難しくなった場合でも、わずかでも効果が期待できる可能性がある
　なら、つらい副作用があっても、がん治療を

　□継続したいと思わない　□あまり継続したいと思わない　□少し継続したいと思う
　□継続したいと思う　□分からない

9．今までの生活を維持するために、がん治療と共に、あるいはがん治療よりも優先したいことが
　ありますか？当てはまる□に✓をしてください

　□がん治療を優先したい　□他に優先したいことがある（内容：　　　　　　　　　　　　）
　□分からない
```

【3．あなたの気持ちの確認用紙（3枚目）（図5）】
※ 心の準備の状態によって「一歩踏み出し（最善を望みつつ，最悪に備える会話）」
※ そして多職種で「希望・備えを支える」

図5

```
＊＊＊＊＊　以下、あなたに当てはまらない質問や答えづらい質問は、空欄で構いません　＊＊＊＊

10．からだがつらい時の医療に関する希望(してほしくない事など)について、あなた自身で考え
　　たり、家族（大切な人）や医療者に伝えたことがありますか？

　□家族にも、医療者にもだいたい伝えている　　□家族には伝えているが医療者には伝えていない
　□医療者には伝えているが家族には伝えていない　□考えているが家族にも医療者にも伝えていない
　□考えたことがない　　　　　　　　　　　　　　□分からない

11．からだがつらい時の医療に関する希望(してほしくない事など)について医療者と話し合い
　　たいですか？

　□今、話し合っておきたい　　□今は話し合いたくないがゆくゆくは話したい
　□今も今後も話し合いたくない　□説明を受けてから改めて考えたい　□分からない

12．からだがつらいなどの理由で自分の意思表示が難しい場合、どなたに（家族等）意思決定を、
　　任せたいですか？
　（意思決定を任せたい人のお名前：　　　　　　　　　　　続柄：　　　　　　　）

13．からだがつらい時に過ごす場所として、「どのような場所で過ごしたいか」また、その療養
　　場所で「どのようなケアが受けられるのか」などを医療者へ相談したいですか？
　例）自宅で過ごす時の訪問診察について、緩和ケア施設について、がんセンター以外の病院について

　□今、医療者へ相談したいことがある　（相談したい内容：　　　　　　　　　　　　　）
　□からだがつらくなった時に相談したい
　□その時にならないと分からない

＊＊＊＊＊＊＊＊＊＊＊＊＊＊＊＊＊＊＊＊＊＊＊＊＊＊＊＊＊＊＊＊＊＊＊＊＊＊＊＊＊
```

話を始めることであった。

5．現場主体の取り組み／6．課題を明らかにし，現場で解決していくプロセス／7．各現場の医療者自身の成功体験の積み上げ

　何か物事を行うためには，「誰のために，どん

な環境で，どのように継続し，一貫性をもたせるか」を考慮しなければならない。そして，ACPの本質はコミュニケーション（対話）である。これらを現場で実践し，さらに各部署での「ACPコミュニケーションの困りごと」を明らかにし，現場で解決していくことを促進するために，当初

表3 行動経済学観点からみた先々の予想される悪い話を「先延ばしする」人間の意思決定の特徴例

1. サンクコスト・バイアス（sunk cost bias）：「ここまでやって来たのだから続けたい」
（人は，損失回避のため）それまでに費やしたものが大きければ大きいほど，もったいないと思うのでやめられない
2. 現状維持バイアス（status quo bias）：「まだ大丈夫」
（人は，損失回避のため）大きな変化を避けたい，現状の維持を好む傾向
3. 現在バイアス（present-bias）：「今は決めたくない」
（人は，損失回避のため）つらい意思決定は，なるべく先延ばしにしたい傾向
4. 障害バイアス（disability bias）や投影バイアス（projection bias）
その時その時の病状によって，その方の価値観・生きがいが絶えず揺れ動く

表4 「現場における組織的な課題」をもとに始まった取り組みの効果

2014年	亡くなる前14日以内の化学療法施行	4.3%
	亡くなる前30日以内の化学療法施行	16.4%
2015年	亡くなる前14日以内の化学療法施行	4.0%
	亡くなる前30日以内の化学療法施行	12.1%
2016年	亡くなる前14日以内の化学療法施行	3.4%
	亡くなる前30日以内の化学療法施行	10.1%

は各部署にファシリテーターを配置した。たとえば，現場で「ACPコミュニケーション」に行き詰まっている時には，ファシリテーターから「あなたの気持ちの確認用紙」の記載の意味するところ（たとえば「白紙は白紙でも意味があること」など）を，共に共有しながら，各現場の医療者自身の成功体験を積み上げていった。

現在は，ファシリテーター不在であっても，話し合った内容が電子カルテ内の「あなたの気持ちの確認用紙」のまとめの項目欄に記録され，スタッフ間で共有されている。「ここはしっかり聞いておこう」「今は聞かなくても大丈夫」などの判断が，現場でできるようになってきているようである。

アウトカム：「現場における組織的な課題」をもとに始まった取り組みの効果

これらの取り組みによって，患者調査において，「自ら今後のことを考えるきっかけとなった（76%）」「医療者との信頼関係ができた（76%）」「自身の意向が尊重された（68%）」「家族と今後のことを話し合うきっかけとなった（73%）」との回答を得，さらに，亡くなる直前の化学療法の施行（すなわち，「病」にふりまわされるまま，"亡くなる直前まで"一目散に自らの人生を差し置い

て積極的な治療を行う）が，年々低下傾向にあった（表4）。先延ばしになっていた絶えず気持ちが揺れ動くその方の"生きがい"をもとにした先々の医療の話し合い（その方の"生きがい"を「自ら」のペースで「自ら」振り返っていただくコミュニケーション）が，さりげなく繰り返し行われ，亡くなる直前の化学療法施行の頻度が少なくなってきたことがうかがえる。なお，"生きがい"として，亡くなる直前まで闘いたい方もいるので，0%になることはないのは当然である[7]。

今後の課題

システムの改善をともなわない「ACPコミュニケーションだけ」であれば，全員が望むケアを受けることは保証できない[8]。1施設だけの取り組みだけに終わらず，社会全体で，システムと包括的なアプローチの構築が必要である。しかし，地域ごとに特性があることから，医療ケアシステムの複雑さやシステムレベルに応じた変革が必要である。

福岡県久留米市では，久留米市と聖マリア病院が主体となって，「本人の意向を尊重した意思決定のための研修会（E-FIELD：Education For Implementing End-of-Life Discussion）」を，医療者向けに開催している。しかし，今1度，久留米市として，「誰のために，どんな環境で，どのように継続し，一貫性をもたせるか」に立ち戻って，システムと包括的なアプローチの構築の見直しが必要と考えている。そして，その結果として，久留米市都市宣言『「人生会議」を大切にする市宣言』の発令を願っている。

まとめ

著名な米国医師会雑誌（JAMA）に「What's Wrong With Advance Care Planning?（アドバンス・ケア・プランニングの何が間違っていたのか？）」と題した，緩和ケアを率いてきたオピニオンリーダーからの発言に世界は驚き，戸惑った。1960～1990年の延命治療のみであった時代からアドバンス・ディレクティブ（AD）へ，1990年のSUPPORT研究を経てアドバンス・ディレクティブからアドバンス・ケア・プランニング（ACP）へ，そして30年経った現在，世界ではACPからさらに発展していく過渡期にある。

医療やケアに正解はない。しかし，忘れてはならないのは，どんな時代も患者支援の本質は，何はともあれ患者中心のコミュニケーション（対話）であるということである。

文献

1) Massimo Costantini, et al：Liverpool Care Pathway for patients with cancer in hospital: a cluster randomised trial. Lancet **383**（9913）：226-237, 2014

2) Donna M Zulman, et al：Practices to Foster Physician Presence and Connection With Patients in the Clinical Encounter. JAMA **323**（1）：70-81, 2020

3) Anne-mei The, et al：Collusion in doctor-patient communication about imminent death: an ethnographic study. BMJ **321**（7273）：1376-81, 2000

4) M Di Maio, et al：The role of patient-reported outcome measures in the continuum of cancer clinical care: ESMO Clinical Practice Guideline. Ann Oncol S0923-7534（22）00691-3, 2022

5) L Y Yang, et al：Patient-reported outcome use in oncology：a systematic review of the impact on patient-clinician communication. Support Care Cancer **26**(1)：41-60, 2018

6) Chochinov HM, et al：Eliciting Personhood Within Clinical Practice: Effects on Patients, Families, and Health Care Providers. J Pain Symptom Manage **49**（6）：974-980, 2015

7) Mitsunori Miyashita, et al：The importance of good death components among cancer patients, the general population, oncologists, and oncology nurses in Japan: patients prefer "fighting against cancer". Support Care Cancer **23**(1)：103-110, 2015

8) Vyjeyanthi S Periyakoil, et al：Caught in a Loop with Advance Care Planning and Advance Directives: How to Move Forward? J Palliat Med **25**(3)：355-360, 2022

2. ACP の取り組みの現況と課題
C. 市民と共に考える ACP プロジェクト

蔵本浩一[*1,5]　大川　薫[*2,5]　原澤慶太郎[*3,5]　堤　俊太[*4,5]

（[*1]亀田総合病院 疼痛・緩和ケア科　[*2]同 在宅診療科　[*3]はな医院　[*4]安房地域医療センター　[*5]iACP）

ひとつ例をあげよう。私たちは，飲み水や生活用水を確保するためにダムを建設してきた。それは一定の役割を果たし，人びとの生活向上に寄与した。豊かになるために，私たちにとって必要なことであった。しかし問題も発生した。ダム建設によって魚たちは遡上することができず，野生動物の縄張りは分断された。鳥類，昆虫，プランクトン，植生に至るまで生態系に大きな変化をもたらしてしまったのだ。

この問題に気づいた何世代か後の人間は，ダムを解体し，もとあった河川を復旧しようと試みる。ダムを建設した当時に発揮したのと同等の叡智，あるいはそれ以上のものをもって。しかし残念なことに，川はもとどおりには戻らない。水を得るという目的が達せられた時，同時に失われたものや新たに起きた問題について，私たちは初めて自覚的になった[1,2]。

はじめに

私たちが advance care planning（以下，ACP）に関する地域啓発を始める前の 2012 年当時，千葉県南房総地域（安房地域）の高齢化率（65歳以上）は 36.4%，1 世帯あたりの人員は 2.2 ～ 2.4 と非常に少なく，人口構成において都市部の 20 ～ 30 年先の未来をみている地域といわれていた。当時の安房地域の住民を対象とした調査では[3]，もしもの時のこと（＝縁起でもないこと）を前もって話し合うことについては，医療者も含めてほとんどの人がそれを大切と考えながらも満足に行えていなかった。

この地域の中核病院で勤務する私たちは，最善の利益からはほど遠い延命治療や事前指示に関す

るモヤモヤを感じることがめずらしくなかった。

たとえば，入院時にコードステータスが決められない場合には "暫定" フルコード[注1] という言葉が記載される。"暫定" という言葉が使われるのは，医師側が「蘇生処置に反応する可能性はきわめて低いが，十分に話し合えていないか，もしくは家族側が DNAR[注2] に納得していない」時である。また，当時は DNAR の患者は集中治療の適応ではなかった。そのため，ICU 入室のために一時的にフルコードとして，退室時にふたたび DNAR に戻す手続きが行われることもあった。

どうしてこんなことが日常的に起きているのか。東日本大震災の教訓から災害への備えに焦点が当てられるなかで，医療においても本人が判断できなくなったときに備えておくことはできないものだろうか。そう考えていた矢先に ACP という概念に出会った。

注1）フルコードは「心肺停止時に蘇生処置を含めてできる治療をすべて行う」場合に当院で用いられる指示用語
注2）DNAR（指示）：do not attempt resuscitation の略。心停止時に心肺蘇生を行わないという指示

病院の外へ―地域に根ざした プロジェクトの立ち上げ

当時，ACP は国と学会が監修する緩和ケア基礎研修会（PEACE）の追加モジュールの 1 つとなっていた。その定義は「今後の治療・療養について患者・家族と医療従事者があらかじめ話し合う自発的なプロセス」であり，まさに医療者である私たちが日々現場で感じるモヤモヤを解決する道を示してくれているかのようだった。一方で，当時の ACP の対象は，一般市民の「高齢者」や

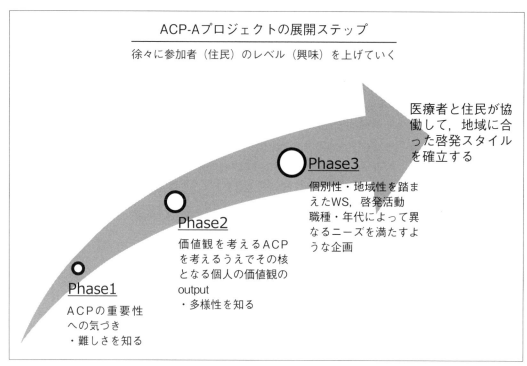

図1　当時も用いていた ACP-A プロジェクトの段階的ステップ

　当時はこのプロジェクトが展開することで，地域の医療者と住民が協働して，地域に適した啓発方法を模索するスタイルが構築されることを期待していた。

「差し迫った人」と捉えられていた。しかし，対象者を年齢で区切るのはどこか差別的（agism）であったし，そもそも話し合いには話す相手が必要である。ACPを普及させるためには，「差し迫っていない」「若い世代」も含めたアプローチが必要ではないか。このことから病院の外を活動のメインフィールドにすべく，2013年に院内有志でプロジェクトチーム（ACP in AWA：以下，ACP-A）を立ち上げた。

興味を高めるために

　プロジェクトの開始にあたって，先の調査結果[3]から，参加対象のほとんどが，医療における"もしも"について考えたことがないと想定し，まずは「他人ごと」としてACPに触れてもらおうと考えた（**図1**）。そのためにはワークショップで対話を楽しんでもらうことを優先して，グランドルールやグループファシリテーターの配置，安全な対話のための場づくりを徹底して行った。

　初回のワークショップは，地元の大学の講堂で，全学部の大学生を対象に，シネメデュケーション形式で行った（**図2**）。大学生同士でACPの議論は困難ではないか，という私たちの懸念に反して，積極的な議論が展開された。ACPは医療関係ではない参加者にとっても興味・関心の高いテーマになるという手応えを得た[注3]。こうしてACPの概念の普及を通じて，個々のACPに対する準備性が高まり，実際にもしもが起こった際の意思決定の手助けになることを期待して，私たちのコミュニティへのアプローチがスタートした（**図2**）。

　注3）この第1段階のワークショップは，安房地域内や地域外のさまざまなコミュニティから依頼を受け，2013年から2017年にかけて計36回実施した。

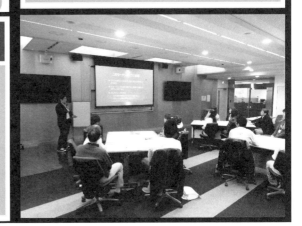

図2　ACP-A 初のワークショップ「オワリはじまり」のチラシとその内容
医療倫理ドラマは art medical 社制作「ドラマで考える医療倫理Ⅱ　case6―春の約束」を使用した．動画鑑賞の後で，5～6 人のグループに分かれて登場人物それぞれの気持ちを想像するグループワークを 2 回行い，全体共有，振り返りを行った．

他人ごとから「自分ごと」へ
―新たなツールの開発

　第 2 段階の企画として，ACP を "他人ごと" から "自分ごと" に置き換えるための仕掛けを探す過程で，『GO WISH GAME®4)』に出会った．このカードゲームは，エンドオブライフに関する話し合いを容易にするツール5,6) として，米国で開発されたものだった．早速カードを購入し，ゲームと対話を組み合わせて，4 人 1 組で遊べるルール（ヨシダルール7)）を考案した．日本語の試作版を作成し，パイロットワークショップを行った．余命わずかという厳しいゲーム設定でありながら，参加者は自らの価値観を言語化し，初対面同士でも対話を楽しむ様子がみられた8)．このカードは ACP の準備性を高めていく道具にな

りうると考え，日本語翻訳版の出版を決意した．作成元とのライセンス契約にあたって，2015 年に一般社団法人 Institute of Advance Care Planning を立ち上げ，2016 年 6 月に「もしバナゲーム7,9)」第 1 版をリリースした．

活動方針の変化

　法人設立後は近隣の医療機関や医師会などの団体から要請を受けて，もしバナゲーム体験を取り入れた講演やワークショップを行っていた．依頼主は「参加者の ACP の準備性を高めること」に加えて，「○○ノートを作って配る」「意思決定支援のシステムを構築する」といった目に見える「成果」を求めていた．これらの要望に応えながら活動を続けるうちに，私たちの中に疑問が生じ

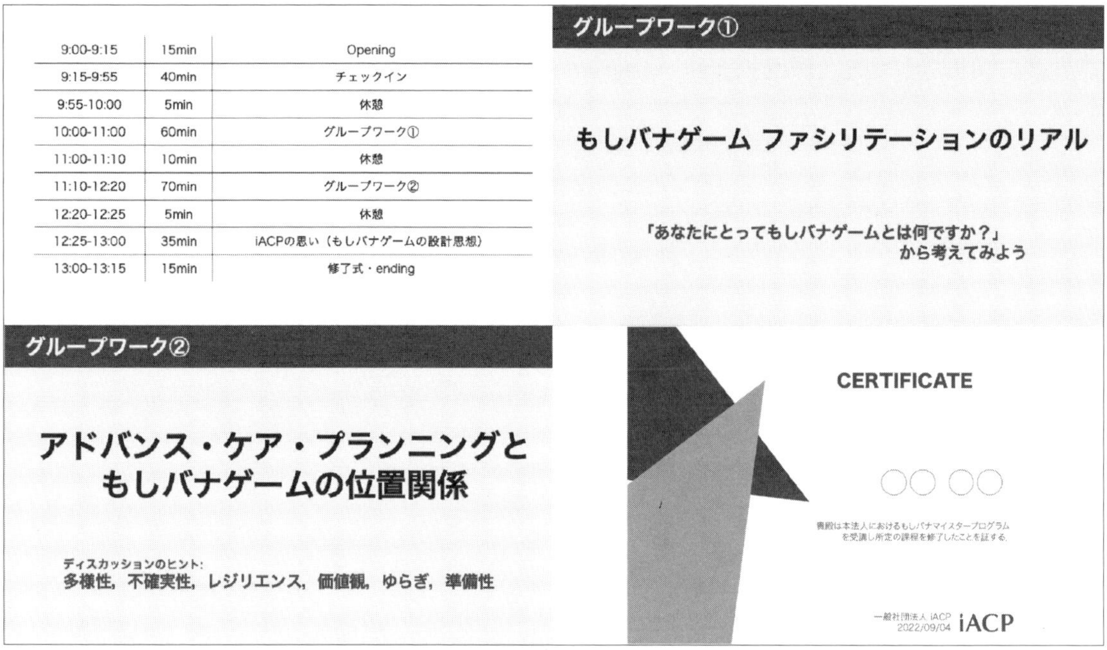

9:00-9:15	15min	Opening
9:15-9:55	40min	チェックイン
9:55-10:00	5min	休憩
10:00-11:00	60min	グループワーク①
11:00-11:10	10min	休憩
11:10-12:20	70min	グループワーク②
12:20-12:25	5min	休憩
12:25-13:00	35min	iACPの思い（もしバナゲームの設計思想）
13:00-13:15	15min	修了式・ending

グループワーク①

もしバナゲーム ファシリテーションのリアル

「あなたにとってもしバナゲームとは何ですか？」
から考えてみよう

グループワーク②

アドバンス・ケア・プランニングと
もしバナゲームの位置関係

ディスカッションのヒント：
多様性，不確実性，レジリエンス，価値観，ゆらぎ，準備性

CERTIFICATE

○○ ○○

貴殿は本法人におけるもしバナマイスタープログラム
を受講し所定の課程を修了したことを証する。

一般社団法人 iACP
2022/09/04 iACP

図3 もしバナマイスタープログラムの内容
修了証は仮のもので，後日もしバナゲーム専用のカードクリップ（ホルダー）をお送りしている。

た。

（本当にこれらの成果をアウトカムとしてよいのだろうか。それによってコミュニティが得るものは何なのか。失うものはないのか。それが私たちのやりたかったことなのか。）

依頼が増える一方で，個人の参加者から「もしバナゲームをもっと知りたい」「身近な人にこのゲームを紹介したい」といった声が聞かれるようになった。2018年に端を発した「人生会議ブーム」以降，もしバナゲームは「人生会議のツール」として周知され，全国のさまざまな自治体やコミュニティからの声かけはさらに増えた。しかし，目に見える「成果」を意図した普及活動に疑問を感じた私たちは，いったんその活動を支援することを棚上げにした。代わりに，もしバナゲームの「使い手」になりたいというニーズに応え，「個」をサポートするための新たな取り組みを始めた。

新たな「問い」

もしバナゲームで自らが遊ぶのと，誰かを遊ばせるのは大きく異なる。そこでは場づくりが大切になるからだ。新しいプログラムでは，もしバナ

ゲームの使い手にとって，必要な知識やスキルの提供に加えて，自身の内面やあり方を問う内容を取り入れた。また一部の参加者からの申し出で，グラフィック・レコーディング[10]を全面的に取り入れた。プログラム修了者は"もしバナマイスター"と命名した。こうして参加者（や私たち）にとって内省や変容のきっかけとなる"もしバナマイスタープログラム"の基礎が完成した（図3）。2018年夏の大阪を皮切りに，2～3カ月ごとにプログラムを開催した。そこでマイスターと対話を重ねるうちに，ACPに対する私たちの捉え方が徐々に変容していった。「真の多様性とは」「意思決定支援とは何か」「そもそも意志は決定できるのか」といった問いが私たちの中にふつふつと湧き上がった。

2020年に始まったCOVID-19パンデミックにより，プログラムは一時中断したが，その間は法人のあり方について議論を重ねた。2021年に法人名を iACP（Initiatives with Altruism and Compassion for a better Place）へと変更し，2022年にもしバナマイスタープログラムをオンラインで再開した（図4）。もしバナゲームはすべての人に開かれている。マイスタープログラムには誰

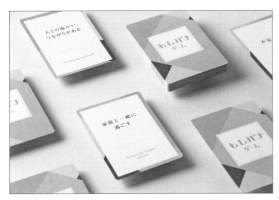

図4　コロナ禍で活動を休止するなか，デザインを含め1から見直して作った「もしバナゲーム第2版」（2021年）
　各カードの文言は第1版からほぼ変更していないが，周囲の縁のデザインは1枚ずつすべて異なる。

でも参加可能である。プログラムを再開して改めて感じているのは，位置関係を考える対象があることで見えるものがある，ということだ。

　ACPはそもそも医療者が作り出したものである。目の前の問題を解決するために"良かれ"と思って作り出されたACPは，その後"専門家たち"の話し合いを経て，医療を必要としない健康な人たちをもその射程に含むこととなった[11]。一方でACPでは，死が扱われている。死は誰にでも訪れる現象であり，理系畑で育った医療者だけで扱えるものではない。

　医療者目線で考えられたACPが，医療を必要としない人たちへと拡大されることで何が起こるのか。活動当初は考えもしなかった問いが，今，私たちの目の前にある。

おわりに─パンデミック禍の変容と私たち

　ACPを提唱してきた欧米の研究者の1人がACPの無益性を訴える論考を発表したことが物議を醸している[12]。また，COVID-19パンデミックはあたかも感染症の時代の過去に医療を押し戻しているかのようである。patient-oriented careからdisease-oriented careへの揺り戻しによって，医療の選択肢はこれまでないほど限定的となっている。はたしてACPの加速と停止とが同

時に起こってしまった。

　高齢多死社会への警鐘が鳴り響くなか，その受け皿としての医療は限界に近づいていることも社会の知るところとなり，人生会議のムーブメントは一気に加速した。しかし過度な医療化が進む現代社会ではcompassionate communities[13]は遠退いてしまっている。コミュニティが死をどう扱ったらいいのか分からなくなってしまったために，医療に任せきりになっていた。ところが引き受けた医療側もACPの導入を試みたものの，どうも医療だけでは解決しないことを薄々感じてきているのが現状ではないだろうか。エンドオブライフを全面的に引き受けた医療が，今度はもう1度それを市民に返す時期が来ている。

　ACPはより良く生きるためのものだという話は誰もが納得する解釈の1つである。加えて，死者と共に生きていることを（オカルトではなく）考えてみる，あるいは，時間を逆向きに死の先の未来から今を捉え直してみる。すると，医療，コミュニティ，制度が進むべき方向が見つけられるのではないだろうか。もしバナゲームは医療が抱え込んでしまったACPについて今1度考え直すための道具なのかもしれない。

　"ダム"は解体すべきなのか。解体されるとどうなるのか。そもそも解体できるものなのか。私たち自身にもそれは分からない。現在すでに作られかけている"ダム"がもたらす問題にどう向き合うか，今後もマイスターと共に考えていきたい。

文献

1）　Jenny Odell（著），竹内要江（翻訳）：何もしない．早川書房，2021
2）　Rachel Carson（原著），青樹簗一（翻訳）：沈黙の春．新潮社，1974
3）　平成21年度　厚生労働省：老人保健健康増進等事業．慶應義塾大学医学部　医療政策・管理学教室（主任研究者：池上直己）：地域における終末期ケアの意向と実態に関する調査研究（Ⅱ）報告書．
4）　The Go Wish games〔https://codaalliance.org/go-wish/〕
5）　Menkin ES. Go Wish: a tool for end-of-life care conversations. J Palliat Med **10**(2)：297-303, 2007
6）　Lankarani-Fard A, et al：Feasibility of discussing

end-of-life care goals with inpatients using a structured, conversational approach: the go wish card game. J Pain Symptom Manage 39(4)：637-643, 2010

7） Kuramoto, et al：Advance care planning awareness: Using the go wish card game to assess the modern Japanese view of life and death. BMJ Supportive & Palliative Care 5；Iss. Suppl 2, 2015

8） もしバナゲーム〔https://www.i-acp.org/game.html〕

9） 蔵本浩一，大川 薫，原澤慶太郎：「もしバナゲーム」とACP. 緩和ケア 29(3)：244-247, 2019

10） 安武伸朗：グラフィックレコーディングの実践と考察. 人間中心設計 14(1)，2018

11） Sudore RL, Lum HD, You JJ, et. al：Defining Advance Care Planning for Adults: A Consensus Definition From a Multidisciplinary Delphi Panel. J Pain Symptom Manage 53(5)：821-832, 2017

12） R Sean Morrison, et al.：What's Wrong With Advance Care Planning? JAMA 326(16):1575-1576, 2021

13） Allan Kellehear：Compassionate communities: end-of-life care as everyone's responsibility, Q J Med 106：1071-1075, 2013

2. ACP の取り組みの現況と課題
D. 在宅緩和ケアにおける ACP の実際，リビング・ウィルとの関係

満岡　聰

（満岡内科クリニック／日本尊厳死協会）

在宅医療の対象と ACP の内容

在宅医療の対象は，1.がん末期，2.心不全，呼吸不全，腎不全などの慢性の臓器不全，3.脳血管障害，認知症，神経筋疾患など，ADL の低下あるいは認知機能の低下もしくはその両方のため通院が困難な患者である。

在宅におけるアドバンス・ケア・プランニング（以下，ACP）は，意思表明ができるかどうかの視点から，1.比較的最後まで患者の意識が確認できるがんなどの患者と，2.患者の意思の確認が困難な認知症などの患者に分けられる。また，A.患者の予後が年単位の認知症，フレイルや脳血管障害などの患者と，B.予後が月単位あるいは週単位のがんや臓器不全の患者の ACP の内容は当然異なる。さらに，A のような場合でも，死期が迫ってきた場合には話し合う内容が変わってくる。

在宅医療で行う ACP

ACP の国際的な定義はいくつかあるが，そのうち，がん末期の方を対象とした場合，話し合う内容は緩和ケアが中心となるので，以下の European Association for Palliative Care（欧州緩和ケア協会）の定義に基づいて話し合いを行うことが多い。

「患者・家族・医療従事者の話し合いを通じて，患者の価値観を明らかにし，これからの治療・ケアの目標や選好を明確にするプロセスのこと。身体的なことにとどまらず，心理的，社会的，スピリチュアルな側面も含む。治療やケアの選好は定期的に見直されるべきである。医療代理人の選定

や医療・ケアの選好を文書化してもよい」

予後が年単位である場合は，残された時間でできることが多いので，ALP（アドバンス・ライフ・プランニング）の概念を大切にする以下の Sudore RL らによる定義に基づいて話し合いをすることがふさわしい。

「ACP は，あらゆる年代，健康段階にある成人の個別に抱く価値観，人生の目標，医療ケアに対する将来の選好を分かち合い，理解することによって，彼らをサポートするプロセスである。ACP の目標は，深刻かつ慢性的な疾患を抱える患者が，彼らの個人的な価値観や選好が医療ケアに反映されるように，確実にサポートすることである」

有料老人ホームなどの施設では，介護度の高い認知症などで患者本人の意思表明が困難なケースでは，ACP の内容が，施設管理者と家族で，急変時の対応，搬送先，DNAR などが主に話し合われることが多く，本人にとっての最善という視点や SDM（shared decision making）といった ACP の基本が適切に行われず，家族や施設にとって最善になっているケースがしばしばみられる。

1. がん末期の在宅緩和ケアにおける ACP の実際

予後が限られたがん患者の在宅医療を始めるにあたって最初に行うことは，緩和ケアと ACP である。苦痛の緩和は最優先に行う。WHO（世界保健機関）の緩和ケアの定義は，「緩和ケアとは，生命を脅かす病に関連する問題に直面している患者とその家族の QOL を，痛みやその他の身体的・心理社会的・スピリチュアルな問題を早期に見出し的確に評価を行い対応することで，苦痛を予防し和らげることを通して向上させるアプローチで

ある」。European Association for Palliative Care の ACP の定義は緩和ケアを重点に置いており，在宅緩和ケアと親和性が高い。

1）参加者の招集

訪問依頼があった時点で，ACP を始める前に，患者が入院中であれば，入院先の地域医療連携室の担当者に退院時カンファレンスの開催を依頼し，ご家族，訪問医師，訪問看護師，訪問薬剤師，ケアマネジャー，場合によってはリハビリテーション関係者，福祉用具専門相談員など多職種によるケアチームとなる人々に連絡をとり，集まっていただく。退院時カンファレンス開催が困難な場合は，初回訪問時に集まってもらう。退院時カンファレンスを開催した場合でも，初回訪問時に関係者に可能な限り集まっていただき，再度，患者の自宅での生活状況，部屋の配置，移動の導線を見て，それを踏まえて，改めて ACP を行うこととしている。独居で身寄りがない場合は，行政の福祉関係者にも参加を依頼し，本人の将来的な死の後の葬儀などの実務に備える。また，ケアチームの情報共有のためにカナミックなどの SNS（ソーシャルネットワーキングサービス）に患者ごとの部屋を作り，チームメンバーを登録する。

2）ACP で行うこと

①本人の病状理解の確認：意外と病名，病状，治療方針，予後などが前医から十分に説明されていないこともあり，病状が理解されていないことが多い。理解がともなわなければ，ケアや服薬へのアドヒアランスへの障害ともなりうる。

②日常生活の過ごし方の確認：病気や症状のコントロールの以前に，本人，家族の生活が成り立たなければいけない。多くの場合，患者は自分のこれまでのライフスタイルを変えず，暮らすことを希望する。それゆえ，食事，排泄，睡眠，移動などの日常生活の根幹に支障がないか，さらに仕事や運動，趣味，娯楽，飲酒などのライフスタイルを理解し，可能なかぎり尊重する。生活支援という観点からは調理や買い物を誰が行っているか，本人の車の運転が困難になると，本人や家族等の徒歩圏内での買い物が困難となる場合もしばしばあり，ヘルパーや配食サービスの手配をケアマネジャーと調整が必要なことも多い。

③療養に関する本人および家族の意向の確認：本人がどこで，誰と（ペットや親しい人を含む）どのように暮らしたいか。家族の意向は必ずしも本人と一致しないこともある。地域の利用可能な医療介護資源と経済的観点から，希望のケアの実効性と，患者と家族等との関係を踏まえながら，家族の体調，仕事など，介護負担が過剰とならないように，必要があれば，ショートステイ，レスパイト入院などを視野に入れて調整する。

④本人のこれまでの人生の振り返りを行い，大切にしたいこと，大切にしてきたことを確認する。ライフレビューを行うことはスピリチュアル・ケアにもつながる。会いたい人に会う，行きたいところに行く，やりたいことをやる。故郷を訪れ，墓参りをするなどの希望があれば，叶うように調整する。

⑤今後起こりうる身体能力の低下，症状を踏まえて方針の確認を行う。疼痛管理をはじめ，今後起こりうる不快な症状への対応はいうまでもなく，移動，摂食・嚥下の低下に備えて，介護ベッド，車椅子，ポータブルトイレ，必要があれば在宅酸素の手配を行う。介護度が高ければ，ヘルパーの手配，配食サービスの手配などを行う。がん末期では比較的最期まで意識が保たれることが多く，本人の意向が確認できるので，医療代理は不要のこともあるが，認知症などのため意思確認が困難であれば必要があれば，医療代理人を確認する。

⑥患者・家族の気持ちの変化に備えて，治療・ケアの方針は固定したものではなく，いつでも変更可能であることを伝えて，患者・家族の自由意志を尊重することを保証する。

3）病状や気持ちの変化に対応する ACP

がんの進行にともない，移動，摂食，内服，排尿，排泄などの ADL の低下や疼痛，呼吸苦，排尿困難，イレウス，せん妄，などの多彩な症状が出現，悪化していくことがあり，それに対するケアの変更をその都度，説明し，チームで共有をすることはいうまでもないが，症状コントロールや気持ちの変化に応じて療養の場所を一時的にでも変えることがある時は ACP を行う。チームメンバーが集まることが困難であれば SNS 上で情報共有を行い，急ぐ場合は電話でのやりとりを行う。

2．患者の意思確認が困難な場合の ACP

基本はがん患者など，意思が確認できる場合と同じであるが，本人の意向をよく知る家族等で，本人をよく知る人たちの話を聞いたうえで，患者にとっての最善の治療・ケアの方針を，医療・ケアチームと家族等が十分に話し合い，慎重に判断することが大事である。患者がたとえ認知症があったとしても，まったく判断能力がないとは決めつけず，本人の気持ちを拾い上げる努力を行う。リビング・ウイルなどの事前指示書があればそれをもとに考え，その後の本人の言動の変化を確認しながら本人の意思を推定する。ケアする側の希望や都合を押しつけてはいけない。

1）ACP の本質

患者の人生の物語に伴走し，チームでその人の幸福を考え，本人にとっての最善を考え，繰り返し話し合い，共有する（共有意思決定：shared decision making；SDM）。どのようにその人の生活支援をするかも大切なことである。失われていくさまざまな能力を予測し，その代替を考え，病状，気持ちの変化，揺らぎに応じて，不安，怒り，悲しみ，孤独を和らげること。文書は必ずしも重要ではない（記録は必要）。ケアをする側からのACP の本質は，患者本人の人生という物語に伴走し，自分の人生は悪くなかったと思っていただけるようにケアをするための話し合いであり，具体的には，苦痛が緩和された状態で，自分の過ごしたい場所で，過ごしたい人と過ごせるように支援し，排泄，移動などの自律を支え，食べたいものを食べ，やりたいことをできるようにすることである。それによって，ケアチームの達成感が上がり，家族ケアにもつながる。

最後に，個人的には，患者が亡くなった後も，そのライフレビューと病状経過を説明し，振り返りを行い，家族とチームをねぎらうことでACP は完結すると考える。それは家族ケア，チームのケアにもつながる。

2）ACP とリビング・ウイル

日本においてもっとも普及している事前指示書は日本尊厳死協会（以下，協会）のリビング・ウイル（以下，LW）である。ACP が世に出るきっかけとなった SUPPORT 研究の結果，欧米では，あっても役に立たないとレッテル貼りをされた事前指示書であるが，協会は約 10 万人の会員を擁し，45 年の歴史のなかで延命至上主義であった 1970 ～ 80 年代の医療において，望まない延命措置を希望しない人びとの支えとなってきた。本来，LW は個人の意思の表明であり，ほかの人の意思が介在する余地のないものであったが，ACPの普及を契機に大きく変化することとなった。

2019 年より筆者が中心となり，協会の内外の哲学者，倫理学者，医療者などの有識者，法律家などを招き，諮問委員会，検討委員会による，3年にわたる議論の末，2022 年 11 月より新たなLW 採用することとなり，そのあり方を大きく変えることとなった。従来の協会の LW の 3 つの要点は，延命治療の拒否，適切な麻薬を使った十分な緩和医療，遷延性意識障害における生命維持措置の中止であった。解説や具体的な希望は別立てとなっていたが，改定 LW では，1. 本文，2. 解説文である「リビング・ウイル作成にあたって」，3. 本人の希望する具体的な措置や価値観を記載する「私の希望表明書」の 3 部構成とし，全体でLW とした。本文は次のように改定された。

〔リビング・ウイル〕

—人生の最終段階における事前指示書—

この指示書は私が最期まで尊厳を保って生きるために私の希望を表明したものです。私自身が撤回しない限り有効です。

・私に死が迫っている場合や，意識のない状態が長く続いた場合は，死期を引き延ばすためだけの医療措置は希望しません。

・ただし私の心や身体の苦痛を和らげるための緩和ケアは，医療用麻薬などの使用を含めて充分に行ってください。

・以上の 2 点を私の代諾者や医療・ケアに関わる関係者は繰り返し話し合い，私の希望をかなえてください。

---

①改定のポイント：1. 定義が曖昧な延命措置という言葉を削除したこと，2. 肉体的な苦痛のみならず，心の苦痛まで含めた，緩和医療ではなく緩和ケアという言葉を導入し，麻薬を誤解のないよ

うに医療用麻薬に変更したこと，3. 一般に理解されていない遷延性意識障害という言葉を削除したこと，4. 本人の希望を叶えるために繰り返し話し合うSDM・ACPの概念の導入である。署名立会人，代諾者を必須項目にし，該当者不在であれば無記入でも可とした。また，関係者が情報共有できるように，かかりつけ医，ケアマネジャーを任意項目として加えた。

②解説にあたる「リビング・ウイル作成にあたって」：LWに関しては，生きる権利をないがしろにしている，難病患者団体などから，作成を強制されれば人工呼吸器など生命維持装置使用者への使用差し控えの無言の圧力となるなどの批判を受けてきたが，この解説文によって，そうした批判に答えながらACPとの関係を説明している。内容を要約すると，もっとも優先されるべきは本人の意思で，大切なことは医療者や家族，サポートしてくれる人と本人の意思についての情報を共有し理解し合うことである。LWを作りたくない人は作る必要はない。強制すべきものではない。もしもの時，どのような医療を望むかは，本人が決めることで，これは憲法で保障された基本的人権の根幹である自己決定権に基づく。病気により人工呼吸器や透析などの生命維持装置を使い生活されている人の生命維持に関わる装置は，ただ死期を引き延ばすだけの装置ではないことはいうまでもなく，協会がそれら生命維持装置の不使用を暗に示唆することはなく，使用される人の生存が脅かされてはならないと考える。

③人生会議（ACP）：人生の最終段階はLWをもとに，医療・ケアチームやアドバイザーなどから十分な説明を受け，家族を含めた話し合いを繰り返し，より良い選択をすることを推奨する。LWは記入者の考え方が変われば，いつでも撤回することができる。

④「私の希望表明書」：希望する医療措置について，希望する栄養や水分補給，希望する緩和ケアの範囲，意思の疎通ができなくなったときのACP，最期の過ごし方——誰（ペットを含む）と，どこで，どのように過ごしたいかについて，選択肢と自由記載を含め表明できるようにした。特に希望する医療措置や栄養の中に，従来，延命措置といわれるものの選択肢を含め，本人の希望表明を許容することとしたのは画期的な変化である。

こうしたLWの改定により，LWはACPと相補的な関係となり，意思決定支援の進化に寄与することが期待される。

現況と課題

この原稿を書くにあたって，地元佐賀県の6市のもっとも大きな訪問看護ステーション所長，ACPによく関わるケアマネジャー1人，訪問薬剤師1人，県外の2つの市の訪問看護ステーション所長にACPに関するに聞き取り調査を行った。訪問看護師ステーションの方々のE-FIELD（本人の意向を尊重した意思決定支援のための研修会）への参加は2カ所，うち，E-FIELD Home版への参加は1カ所のみであった。認知度に関してはほとんどのステーションの方々が知っているということであった。初回訪問時に多職種が集まることは半分以下で，2割からほぼ全例まで大きく幅があった。医師と看護師だけが同行する頻度が高く，ケアマネジャーがその次に多く，薬剤師の同行する頻度は低かった。服薬コンプライアンスの改善やポリファーマシーを避けるためにも，ACPに薬剤師の参加が望まれる。

また，ケアカンファレンスの内容がACPといえるものであるか，本人の正しい病状の理解のもと，患者にとっての最善を目指して共有意思決定が行われているとはいいがたい場合も多々ある。ACP以前に他職種連携がうまくいっていないケースも多々あり，主治医がACPに関して熟知し，トレーニングを受けたか否かによるものが大きい。在宅でACPを始めるにあたって，病院の前医からがん治療が積極的治療から緩和を主とした治療に移行することに関して，説明がきちんと行われておらず，病院でのACPの不備を在宅で補うケースも多々ある。本来ならば切れ目なくつながるべきACPの病診連携も課題である。厚生労働省の委託を受けたE-FIELD Home版の研修が2020年度より開始され，大変優れた内容であるが，まだ研修修了者が666名のみであり，今後の普及が期待される。

2．ACP の取り組みの現況と課題
E．海外における ACP　1）台湾

Cheng-Pei Lin[*1,2]　Ping-Jen Chen[*3,4]　Shao-Yi Cheng[*5]

([*1]Institute of Community Health Care, College of Nursing, National Yang Ming Chiao Tung University, Taiwan　[*2]Cicely Saunders Institute of Palliative Care, Policy and Rehabilitation, King's College London, UK　[*3]Department of Family Medicine and Division of Geriatrics and Gerontology, Kaohsiung Medical University Hospital and School of Medicine, Kaohsiung Medical University, Kaohsiung, Taiwan.　[*4]Marie Curie Palliative Care Research Department, Division of Psychiatry, University College London, London, UK　[*5]Department of Family Medicine, College of Medicine and Hospital, National Taiwan University, Taipei, Taiwan)

森　雅紀[*6]　木澤義之[*7]
([*6]聖隷三方原病院 緩和支持治療科　[*7]筑波大学 緩和支持治療科)

森：では，早速ですが，インタビューを始めたいと思います。質問のほとんどは，Shao-Yi Cheng 先生の JJCO（Japanese Journal of Clinical Oncology）に掲載されたレビューですでに言及されていると思いますが，事前に準備した項目番号 1 から 6 まで順番にうかがっていきたいと思います。

① ACP の定義、法的背景、代理意思決定者や家族、医療介護福祉従事者の役割
② ACP についての話し合いの後の書類等の登録方法や具体的な運用
③ 伝統的な文化的側面と最近の変化
④ ACP の教育・研修に関する現状
⑤ ACP についての課題や今後の展望
⑥ ACP への参画を促す試み

2つの法律の制定

SY：森先生ありがとうございます。実は事前に 3 人で打ち合わせしたんです。1 〜 6 の質問を 3 つに分けて，私が 1 番と 6 番の質問を担当し，Cheng-Pei と Ping-Jen が残りの 4 つを担当することにしました。それでは 1 つ目の質問から始めますね。ご紹介いただいた JJCO の ACP（advance care planning）のレビューでは，基本的にアジア文化の文脈から ACP の定義を書きました。台湾には 2 つの法律があり，これらが ACP の法的背景となっています。というのも，この 2 つの法律ができる前は，すべての医師が CPR（心肺蘇生法）を行う必要があったからです。ですから，これらの法律は患者の権利を保護するためのものということができます。

1 つ目の法律が「自然死法」（Natural Death Act, Hospice Palliative Care Act（HPCA））で，2000 年に制定されました。この法律は，基本的に心肺蘇生法，つまり蘇生を行わないという問題に焦点を当てたもので，非常に範囲が狭いものでした。対象者は末期がん患者に限定されていたため，臨床で適用することが難しかったため，私たちは，より繊細で，より多くの末期患者をカバーできる新しい法律の制定が必要だと考えていました。このような背景から，新法である「患者の自律の権利に関する法律」(Patient Right to Autonomy Act：PRAA) が 2016 年に成立し，2019 年に施行されました。これら 2 つの法律の間には，少なくとも 3 つの重要な違いを指摘することができます。

まず 1 つ目は対象患者です。自然死法では対象が末期がん患者だけでしたが，新法では基本的に 5 種類の状態にある患者を対象としています。そ

れは，終末期患者（がんに限らず），末期認知症患者，植物状態の患者，治癒が不可能と診断された患者，昏睡状態にある患者です。患者に意思決定能力がある場合には，ACPクリニックを訪れることが勧められています。

2つ目は，文書への署名のタイミングです。自然死法では，通常，患者が非常に重病である場合，あるいはER（emergency room）に運ばれてきた患者が，医師からこのことについて言及され始めた場合に，この法律が適用されます。つまり，介護者や代理人によって決定されることが多いのです。だから，本来は意図していないことなんです。しかし，新しい法律では，基本的に，患者が健康であるかまたは意思決定能力を有している時に署名することを求めています。

そして3つ目は，代理人の権限という非常に厄介なものです。自然死法では，代理人は患者の意思をすべて覆すことができる。新法では代理人は患者の意思を覆すことはできない。つまり，代理人の役割は，患者さんの意思が完全に実行されているかどうかを確認することです。このように基本的な違いがあるため，新法は本当に患者さんの権利を保障していると思います。新法は患者の自律性の尊重を確保し，良好な自然死を迎える患者の権利を保護し，調和のとれた医師‐患者関係を促進するために制定された，と定義されています。

台湾では，事前指示書（advance directive：AD）にサインするためには病院のACPクリニックに行かなければなりません。台湾全土の中規模から大規模の病院のほとんどにACPクリニックが設置されていて，合計100以上のACPクリニックがあります。ACPは，医療保険でカバーされないので，基本的には自己負担になります。1人あたり130ドルくらいです。2人目，3人目が同時にACPを受けると，割引料金が設定されています。ACPクリニックに行って医師から詳しい説明を受け，事前指示書や意思決定書にサインをすると，その内容はすべてICカード（個人番号カードのようなもの）にアップロードされます。台湾のどの病院に行っても，医師や看護師は，あなたが事前指示書に署名したことをすぐに知るこ

とができるのです。もちろん，いつでも撤回は可能です。しかし，もしもう1度「事前指示書」に署名したい場合は，また新たに130ドルを支払わなければなりません。

「ACPクリニックでの手続き」

森：代理決定者と一緒にクリニックに行かなければならないのですか。

SY：その必要はありません。でも，ACPクリニックでの手続きには，二親等以内の親族が同席しなければならないんです。

森：二親等以内の親族の1人ですね。もし，これが二親等以内の親族でなかった場合は，どうなるんでしょう。

SY：絶対に二親等以内の親族でなければならないのです。このことは，台湾でACPやADを完成させる上で，障壁となることもあります。

森：ということは，代理決定者は二親等以内の親族がなるのが普通なんですか。

SY：そうである必要は，ありません。友人でもいいんです。金銭的な問題や利害関係がないかぎりは。たとえば，患者の臓器提供のレシピエントになりうる人，そういう人はダメですけどね。

そして，もう1つの特徴は，ACPクリニックでその作業に当たるのは医師だということです。ソーシャルワーカーも行うことができますが，実際には医師が中心となって行っています。

森：医師は，どんな専門分野の医師でもいいのですか。

SY：数時間かの講習を受けて認定資格を取らなければなりません。

PJ：すべての専門分野の医師が，そのようなトレーニングプログラムに参加し，ACPの認定を受けることができます。

森：それは興味深いですね。何時間くらいのプログラムなのでしょうか。

CP：それについては，後で詳しく説明します。

森：代理人の裁量の余地についてうかがいます。患者さんがサインした時に想定していた状況と異なることが起こった場合，どれくらい代理人に裁量の余地があるのでしょうか。

SY：Ping-Jen，補足をお願いします。

PJ：法律によれば，医療チームは，高度な意思決定が実施される時点で，その意思決定が患者の意思と一致していることを再度確認する必要があります。つまり，もし患者に意思決定能力がある場合は，患者の希望と合致したものであることを再確認しなければならないのです。私たちはその時点の患者さんの希望に従うべきで，ADに依存すべきではありません。それはある種のleeway（裁量の余地）だと思います。

森：患者に意思決定能力がある場合はそうなるのだと思うのです。しかし，患者が意思決定能力を失った時に，状況がADに署名した時とは少し違ったものになっていたとします。代理人は，以前の状況とは異なる現在の状況を考慮し，患者の意思の推定に基づいて，以前に表明された意向を変更することができるとお考えですか。

PJ：そうですね。代理人による患者の推定意思に基づいて，ADに記載された当初とは異なる特定の状況を考慮することになると思います。ですから，その時点で，代理人と医療チームとの間で患者にとって最善の意思決定を行うための共有意思決定のプロセスが行われることになると思います。

森：なるほど，それは許容されるんですね。

裁量の余地による意思決定

木澤：裁量の余地を使った意思決定における家族の役割とは何でしょうか。

PJ：まず，「ヘルスケアエージェント（患者から書面による承認を受けた代理人）」と「家族」の役割の違いを区別する必要がありますね。実はどちらの法律にも，裁量の余地について明確な定義はないんです。共有意思決定プロセスにおける代理人の役割は，2つの法律で少し異なっています。PRAAによると，AD書面に生命維持のための治療の"期限付き試行"や，代理人決定への完全な承認についての選択肢があり，宣言者が将来，その場での意思決定をする際に医療代理人に裁量の余地を与えることについて話し合うことができるようになっています。

表1　患者の終末期における代理判断の優先順位（HPCA）

A. 医療代理人（最優先）
B. 家族親族
　1. 配偶者
　2. 成人した子どもと孫
　3. 両親
　4. 兄弟姉妹
　5. 祖父母
　6. 曾祖父母，曾孫，または血縁による三親等内の傍系親族
　7. 婚姻による一親等親族（義理の父母等）

一方，PRAAに基づくADがない場合，旧法であるHPCA（自然死法）ではより曖昧になります。自然死法に基づく指定医療代理人の権限はきわめて限定的であり，代理判断の権限は患者の終末期のみに限定されています。また，旧法では，代理判断には優先順位があり（表1），当面の状況が事前判断の状況と異なる場合は，その優先順位を適用することになっています。その優先順位を適用して，患者の最善の利益を決定するために家族の方と話し合うことになります。

森：では，医療従事者，文書による代理人，その他の家族と共に意思決定を共有することになるわけですね。

PJ：はい，そうです。

森：ADでは，行われる医療の内容だけでなく，代理人の指名について法制化されているのでしょうか。

PJ：はい，新法（PRAA）に基づくADの書式に含まれています。

CP：付け加えると，台湾では医療代理人を任命している患者や個人はほとんどいません。これはおそらく文化の違いだと思うのですが，ADを完成した患者や個人はいても，医療代理人の選定を完了した人は非常に少ないのです。これは非常に興味深い現象で，文化が関係しているのは間違いないと思います。この点については，後ほどお話ししたいと思います。

PJ：それでは，Shao-Yi先生のやりとりを補足します。台湾では2つの法律に基づいて，2つの書式，「PRAAに基づくAD」と「HPCA（自然死法）に基づくDNRとホスピス緩和ケア利用に関する

選択」があります。この2つの書式について詳しく説明します。

　まず，この2つの書式は，両方とも国民健康保険のICカードに登録されます。ICカードへの登録には，これらの書類をスキャンして，その電子ファイルを政府のデータベースにアップロードして保存しておく必要があります。この電子ファイルのアップロードと登録は，医療機関だけでなく，個人でも行うことができます。PRAAに基づくADには2名の保証人による承諾と，さらにACPの話し合いを行った医療機関の証明書もアップロードする必要があります。現実的にはこれらの事務手続きは，ほぼ医療機関で行われているのです。

　しかし，HPCAに基づくDNR/HPCの選択については，2名の証人は必要ですが，医療機関の証明は必要ありません。そこで，DNR/HPCの選択を完了し，完全な判断能力がある2人の証人がいれば，この電子ファイルを自分で政府のデータベースにアップロードすることができます。データベースは，ウェブサイト（https://hpcod.mohw.gov.tw/HospWeb/index.aspx）からアクセスできます。そして，このADやDNR HPCの選択は，個人が，ウェブサイトを介して閲覧することができます。

　そして，いちばん重要なのは，すべての医療機関が国民健康保険のICカードの登録データを確認することで，ADの内容を閲覧することができるということです。もちろん，ADを閲覧するには，登録された医療従事者である必要があります。では，誰がいつADの内容を更新できるのか。もし，個人の方が考えを変えたいのであれば，ACPコンサルテーションを再度行い，修正し，もとのものを取り下げて，更新したものをアップロードする必要があると先ほどShao-Yiから説明がありましたが，これはPRAAに基づくADのみとなります。DNR/HPCの選択を変更したい場合は，自分で書いて，判断能力のある2人の証人がいれば自分自身で変更可能です。

　ですから，PRAAに基づくADは，より手続きが厳密です。登録数も限られており，どの程度普及しているのか？という疑問が生じます。今日

現在，PRAAに基づくADの数は約35,000です。今年は4,500人以上のADが登録されています。また，DNR/HPCの選択については81万7,000人近くが登録しており，ADよりもはるかに多くなっています。このように，この2つの取り組みの普及の程度には，そのプロセスと規制によって大きな差が生じていることが分かります。

SY：ありがとう。基本的にACPクリニックやADの登録は，多くの法律に基づいた必要な手続きによって制限されているわけです。後でもっと詳しく説明したいと思います。

森：ありがとうございます。少なくとも，DNRフォームだけでも広く普及しているのはいいですね。日本の臨床医の中には，DNRについて患者に直接聞くことに大きなストレスを感じている方々が少なくないので，もしこういう仕組みがあれば，DNRについて患者や家族が考える機会をもつことができると思いました。Cheng-Pei先生，補足をお願いします。

台湾の文化と死生観

CP：そうですね，数字について少し補足させていただきます。ADフォームよりもDNRフォームのほうがはるかに登録数が多いのですが，DNRのほうは30年前に開始していて，ADの法は，2年前に法制化されたばかりという側面があります。ADは，これから多くのプロモーションが必要だと思います。

森：ありがとうございました。では，3番目の質問，文化的な側面に焦点を当てたいと思います。

CP：台湾の文化的な側面について，手短にお答えしたいと思います。台湾では，実は伝統的に，終末期医療の話はタブーとされてきました。また，日本と同じように，医療従事者が終末期医療の問題を口にすると，それは治療をあきらめること，私はもうすぐ死ぬ，末期症状だ，と思われるようです。

　そして，「親孝行」の概念があります。これは台湾でよくみられる現象ですが，患者を守るために，家族が，病気によって希望が失われないようにするのです。そこで，患者には本当のことを言

わず，患者のためにできるだけのことをしてあげたいと思うのです。このことは，患者が治療方針を選択する際に，自分の意思を表明する機会がないことがある，という点にもつながってきます。また，患者が治療を選択する機会があったとしても，自分のことよりも家族の和を第1に考える傾向にあります。

もう1つ，台湾では患者や家族が書類に署名することに対して，かなりプレッシャーを感じていることが分かりました。台湾ではADの登録数や代理決定者の登録数が少ないことは先ほど述べたとおりなのですが，患者は臨床医に，「DNRにしてほしい」とか，「挿管は嫌だ」とか，希望する／しない治療のことは何度でも言えるんです。でも，「書類に署名してください」と言うと，「ああ，これはちょっと考えなくてはいけない…家族と相談しなくては」と言うのです。これは非常に興味深い現象だと思っています。

患者と家族の関係

CP：次は，患者と家族の問題です。医療従事者は通常，医療訴訟を避けたい，家族と争いたくないと思っています。台湾には「死者は語らず」ということわざがありますが，生きている人（家族）は訴えるけれども，死んだ人（患者）は訴えないという意味です。このように，患者よりも家族を尊重する傾向にあるのです。また，医療従事者も新しい法律（PRAA）についてよく知りません。この法律が何なのか，ACPを実践することにどんなメリットがあるのかさえ知らないのです。

これは間違いなくACPの実施に影響しますし，臨床現場にも影響します。患者や家族に治療をあきらめたり減らしたりするように言うよりも，より多くの治療を提供するほうが簡単です。たとえば，医師が「まだ薬や治験がありますよ。おそらく10〜15％の確率で治るでしょうから，試してみませんか？」と話せば，患者は，「もちろんです。本当に良く診てくれて，あなたは素晴らしい医師です」と答えるでしょう。しかし，もし医師が「輸液が有益とは思えない。点滴の中止や減量を考えよう」とした場合は，家族や患者に，なぜこれがベストな選択だと思うのかを時間をかけて詳しく話す必要があり，そのうえ患者や家族からは，「あなたは治療をやめようとしている，悪い医者だ」と言われるかもしれません。患者や家族を説得して治療の中止や差し控えをするのは，とても困難で時間もかかります。しかし，「まだこの薬があります」「まだこの治療があります」「治療を受けたいですか」と言えば，家族は「はい，絶対受けます」と言うでしょう。

そしてもう1つは，医療スタッフが，（治療中止に対して起こる）感情に対処する準備ができていないことです。患者や家族に本当のことを言った後の，です。たとえば，患者が泣いたり家族が倒れたりすると，医師は「どう対処したらいいか分からないから，詳しく説明する必要はないだろう」と考えてしまいがちです。

もう1つの質問は，文化的な変化が徐々に起こっているかということですが，私の観察では間違いなくイエスだと思います。ソーシャルメディアの恩恵で，人びとはACPを将来のことを自分で決める権利として考えるようになりました。そして，医療スタッフに対して，「DNRについて決めておきたい」「ACPコンサルテーションを受けたい」「ADを登録したい」と要望するようになりました。世代間ギャップもあります。たとえば，60歳や65歳以上の高齢者の場合，終末期の問題について話し合ったり，緩和ケアを受けるように勧めたりすることはまだ非常に難しいです。一方，若い世代の場合，必ずしもACPやADを受けることを決めているわけではありませんが，最近はこうした問題について話し合うことに非常にオープンになっているようです。また，地域によっても異なりますが，たとえば台北の場合，都市部では教育水準が高く，経済状態も良いので，ACPに取り組む人が多いですが，農村部ではACPが何であるかを知らないため，非常に困難です。

最後に，文化という観点から，台湾の先住民族についてお話したいと思います。台湾には先住民族と呼ばれる人びとがいて，現在では16のグループに分かれていることはご存知かもしれません。その中でもっとも大きなものであるタイヤル族

表2　教育の3つのコース

カテゴリー		コースの内容	医師	看護師	心理士	SW
法的知識	A	PRAA*と関連法規	2時間	3時間	4時間	4時間
コンサルテーションの実践	B	ACPと緩和ケア	2時間		3時間	3時間
	C	ACPの話し合いとAD作成の実際		3時間	4時間	4時間
総時間数			4時間	6時間	11時間	11時間

＊ Patient Right to Autonomy Act

は，死や死生観について，私たちが学んできたこととはまったく異なる理解をもっています。ですから，彼らの意思決定やACPへの参加は，私たちがいう台湾の文化とは非常に異なっています。台湾には先住民族や客家，漢民族など，さまざまなコミュニティがありますから，これらに対応する必要があるのです。

台湾の教育の3つのコース

PJ：すばらしい回答だと思います。次の質問に行きましょうか。

CP：はい，教育についてです。台湾では公式に教育が行われています。台湾の厚生省によると，教育は　3つのコースに分かれています（表2）。1つ目は法律に関する知識（A）で，PRAAに関連するものです。2つ目はACPと緩和ケアに関するコンサルテーションスキル（B）です。そして，3つ目は，ACPの実践とADの作成（C）に焦点を当てたものです。

　職種別に定められているので，表をご参照ください。私の大学では，学生たちが，がん患者，脳腫瘍患者，認知症患者，重病人など，さまざまな人びとを対象としたACPの研究に関心をもつ人が増えています。これが，3番目と4番目の回答です。

森：とても分かりやすい説明をありがとうございました。それでは，5番に移りましょう。台湾におけるACPの課題と今後の展望です。これは大きなテーマだと思うのですが。

PJ：私がまずこの質問に答え，Shao-YiとCheng-Peiにいくつか意見を付け加えてもらおうと思っています。まず，認知症や意思決定能力が低下している人に対するACPについてです。と

いうのも，私は今年，認知症の人のACPに関するEAPC（European Association for Palliative Care）のデルファイ調査に参加したのですが，ACPのプロセスに関わる文脈やプロセスは，健常者のACPとはかなり異なっていたように記憶しているからです。ACPのプロセスにおいて，まず，認知症の人に残された意思決定能力をどのように評価し，医療従事者の最大限の努力によって意向が尊重され，支援されるかどうかがポイントになるわけですが，現在，認知症の人の残存意思決定能力の評価については定まったものがありません。現状では，ACP実践のガイダンスや規定で非常に曖昧なままになっていますが，これらは明確にする必要があります。というのも，このままではADを実施した時点の患者の意思決定能力があいまいで，そのためADがどの程度信頼できるのか，法律専門家に疑われる可能性があるからです。

　もう1つは，認知症患者に対するACPのプロセスに，家族がどの程度関与しているかです。認知症患者の意思決定能力は，疾患の経過と共に低下することが知られており，ACPのプロセスにおいて，近親者からのある程度の情報が必要となります。どの程度の家族の関与があれば，ACPであることを認めて，最終的なADの登録を許可することができるのかを議論する必要があります。これが第1の課題だと思います。

　そして2つ目の課題は，台湾のACPクリニック設置の規制により，ACPの話し合いが病院だけに制限されていることです。現在，ACPの相談はほとんど病院の外来か，少なくとも中規模の医療機関のクリニックで行われています。ACPプロセスに関わる医療専門家は，医師，看護師，ソーシャルワーカーまたは心理専門職の3種類の

専門家でなければならないと規制されています。そのため，慢性疾患や障害をもつ人びとが通常生活している介護施設や自宅など，コミュニティでのACPの実践やADの登録が制限されることになりました。ACPのためだけに病院へ行くのは難しいものです。本来あるべき地域や家庭でのACPコンサルテーションを促進するために，医療機関やACPプロセスに関わる専門家に関する規制を見直す必要があります。

　そして最後のポイントは，ACP相談のインセンティブを政府が提供することだと思います。現在，Shao-Yiが言ったように，障害者手帳をもつ人や低所得者層，大病を患った人などに対する政府からの財政支援を除いて，ACP相談は自己負担で行わなければなりません。在宅介護や在宅医療を受けている人たち，慢性疾患をもつ高齢者など，ニーズの高いハイリスクな人たちについては財政的な支援はありません。たとえば，アメリカのAffordable Care Actでは，メディケアのシステムで毎年，健康診断を受ける高齢者に，専門家がACPコンサルテーションを行うことを推奨し，このサービスはメディケアでカバーされています。このようなインセンティブは台湾でも推進することができるのではないかと思います。

医療費負担と政府の援助

森：Ping-Jen先生，ありがとうございました。では，最後の質問に移りますね。

SY：最後ですね。台湾でACPをどのように推進していくのか。今，Ping-Jenが話したように，まだまだ先が長いと思います。現時点では，ADを完了した人は約3万人で，これは非常に少ない人数ですが，国立台湾大学病院での実際から考えると，この人たちの大半は健康な人たちなのです。ですから，困っている人たちはまだ何もしていないのです。

　そこで，私は科学技術省の3年間の研究で，がん患者，特に終末期がん患者がADを完成できるように，無作為化比較試験を行いました。対照群は，通常のケアと通常のACPパンフレット，介入群はACPパンフレットにいくつかの教育メ

ディアを加えたものです。介入後，たとえば3カ月後に，ADの完成度に差があるかどうかを確認しました。結果ですが，先行研究と同様，この2つの群に差はみられませんでした。驚いたことに，ADに署名したのは，たった1人だけでした。この研究は，ADに多くの問題点があることを教えてくれました。ADに署名することの障害は何だろうと考えてみたところ，2つの大きな理由がありました。

　1つ目の理由は，コストが高すぎることです。台湾ではすべてが医療保険でまかなわれていて，ほとんど医療は無料に等しいのです。ですから，この書類にサインするために130ドルの出費を求めるのは現実的ではありません。特に，貧しい人たちにとっては。

　もう1つは，私たちの法律PRAAでは，ACPクリニックに二親等以内の親族の立ち会いを求めていますが，これも非常に困難です。この2つがADの署名や完了のおもな障害となっています。

　台湾では，私たちにできることがいくつかあると思います。まず，教育の観点から，医学部では医学生にACPとは何かということを教えるようにしています。また，看護学部の学生には法律についてよく知ってもらうようにしています。私たちは，教育的な側面から始めようとしているのです。また，ADを推進するために，政府から各病院に目標（ノルマ）が設定されています。たとえば，今年は政府からの要請で私たちの病院では少なくとも400件のADを完成させなければなりませんが，これは非常に困難です。つまり，これはある種の重要業績評価指標（KPI）とみなされているのですね。また，学術的な観点からも，研究助成金を得るためには，ACPについて研究計画書を書くとグラントが通りやすいと思います。比較的ホットなトピックです。簡単ですがこれが私の見解です。ありがとうございました。

森：政府からの助成金については興味深いですね。KPIみたいなものがあるんですね。

SY：そうそう，そうなんです。

森：つまり，現在のACP推進の全体的な目標は，できるだけ多くの人にADを登録してもらうことになっているのですね。

PJ：政府からの評価指標については，政策立案者がアドバンス・ケア・プランニングを推進したいと考えているならば，私はとても議論が分かれるところだと思います。なぜなら，そのためには人びとがACPに関するリテラシーをもち，その重要性と自分にとっての価値を知っている必要があると思うからです。KPIであるから実践するのではなくて，自らACPを推進するように誘導する必要があると思うのです。また，行政は，通常のサービスに対する報酬を交換条件として使うことがあります。つまり，ADをたくさん登録すれば，その分ボーナスで還元されることがあります。しかし，もし目標に到達できなかった場合は，政府はほかの通常サービスに対する支払いの一部を減らす可能性があります。つまり，ある種の罰ゲームですね。これはトレードオフの関係にあると思うので，非常に議論の余地があると思います。私見ですが。

　2点目は二親等以内の親族を見つけるのがかなり困難なことです。PRAAの法制化の過程では，中国の文化的背景から家族の関与が非常に重視されてきました。ACPのプロセスに家族が参加してもらうことで，ADを登録する必要が生じた時に不必要な対立を防ぐことができます。しかし，二親等以内の親族に限定することには問題があります。なぜなら，二親等以内の親族でなくても非常に強い絆と関係をもっており，信頼できる親族がいる可能性があるからです。二親等以内の親族でなくても，ACPのプロセスに参加できるようにすべきです。それが，私の考えです。

森：先生方，本日は台湾のACPについて幅広く教えてくださり，まことにありがとうございました。

2. ACPの取り組みの現況と課題
E. 海外におけるACP 2）韓国

Sun-Hyun Kim[*1]　Sang-Yeon Suh[*2]

([*1]Department of Family Medicine, School of Medicine, Catholic Kwandong University, International St. Mary's Hospital, Incheon Metropolitan City, Republic of Korea　[*2]Department of Family Medicine, Dongguk University Ilsan Hospital, Goyang-si, Gyeonggi-do, Department of Medicine, School of Medicine, Dongguk University, Seoul, Republic of Korea)

森　雅紀[*3]　木澤義之[*4]
([*3]聖隷三方原病院 緩和支持治療科　[*4]筑波大学 緩和支持治療科)

ACP法制化の経緯

森：本日は，まずACP（advance care planning）の定義からお聞きします。アジアにおけるACPに関する最近の総説では，韓国でのACPの定義を「患者の自律性と最善の利益が実現できるように，医療者と患者が将来のケアの目標と具体的な方法を自発的に議論するプロセス」としています（Cheng SY, et al. Jpn J Clin Oncol 50：976-989, 2020）。

① ACPの定義，法的背景，代理意思決定者や家族，医療介護福祉従事者の役割
② ACPについての話し合いの後の書類等の登録方法や具体的な運用
③伝統的な文化的側面と最近の変化
④ ACPの教育・研修に関する現状
⑤ ACPについての課題や今後の展望
⑥ ACPへの参画を促す試み

SH：はい，これが定義ですが，私が知るかぎり，他の組織や国内の委員会から追加の定義などはありません。

森：ボラマエ病院の事例とキムおばあさんの2つの事例があり，それが韓国のACPの法律につながったとうかがいました。

SH：実は70～90年代，つまり法制化の前，多くの人びとは自宅で死にたいと思っていました。患者が終末期の疾患，末期がん，またはホスピスケアを受けている場合，医師は最期を家で過ごせるよう退院を許可していました。ボラマエ事例は少し異なります。患者の介護者である妻は，気管挿管されている患者を家で看取ることを望んでいました。そして，気管挿管のチューブが抜管され，患者は自宅で亡くなりました。しかし，後で患者の兄弟が医師と妻を訴えました。この事例以降，医師は罪に問われることを恐れ，患者を退院させることを躊躇するようになりました。

2件目は，法制化に直接影響を与えました。77歳の女性は，肺がん疑いで肺生検を受けた後，出血が止まらず植物状態になり，ICUに長期入院しました。子どもたちは挿管を含む生命維持治療の中止を要求しましたが，病院や医師はボラマエ事例のために応じませんでした。家族は最高裁判所に医者と病院を訴えました。その後，生命維持治療が中止されました。

これらの2つの物語は，無意味な生命維持治療の社会的コンセンサスを徐々に広め，2013年に国の生命倫理審査委員会は，この特定の問題を議論するための特別委員会を結成しました。2016年後半には，生命維持医療決定法の決定に関する法律が制定されました。そして2018年，この法律が施行されました。

代理意思決定について

森：代理意思決定や代理人の役割全般については，現状はどのようになっていますか。

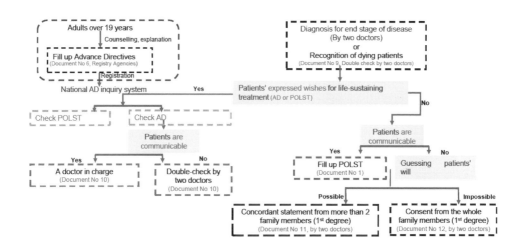

Palliative Care White Paper 2023 JPN
16 Jun 2022, Interview for Advance Care Planning in KOR

図1　延命治療の差し控え／中止の決定プロセス
Decision Process for Withholding/Withdrawing LST

SH：法的に代理決定者は定められていません。しかし，患者が自分で決めることができない場合，家族は AD（事前指示）と POLST 以外の法的書類に記入しなければならない場合がありますが，これは本来の代理決定者という概念ではありません。患者が意識的に延命治療を差し控える意思を表明した場合，代理決定者とは異なり，患者の家族の少なくとも2人が承認する必要があります。

SY：患者が意識を失い，明確な意思がない場合は，家族全員が同意する必要があります（図1）。ここでいう「家族」は，生命維持治療の国立機関によって配偶者と一親等の親族に限定されています。彼らは事実上，韓国で代理決定者としての法的権利をもっています。ヨーロッパやその他の国では，友人や親戚である可能性がありますが，韓国では，親族（配偶者と一親等）のみとなります。そして，患者の意思が表明されている場合，医師は家族（少なくとも）2人の家族に患者の意思を明確にするように求め，その後，医師は生命維持治療を中止することができます。

木澤：それは，父，母，息子，娘に制限されているという意味ですよね？

SY：一親等には，配偶者や子どもなどが含まれます。配偶者や一親等のメンバーがいない場合，兄弟姉妹は患者に代わって言うことができますが，法律によれば，一親等の親族は配偶者，子ども，両親に厳しく制限されています。しかし，ほとんどの高齢患者の場合，両親はすでに亡くなっています。患者が若い場合，両親はおもに一親等の親族の一員の役割を果たします。家族全員の合意が必要なので，家族の1人が海外に住んでいると，状況は非常に複雑になります。

森：「若い患者」とは，未成年者を意味しますか。

SY：おそらく法律によれば，15歳未満では親が代理決定者になります。親は子どものための生命維持治療を決定する権利をもっています。しかし，20代や30代の患者でも，突然意識がなくなった場合は，親しい家族の役割を親が担うはずです。

森：それで，患者がすでに意思表明をしていて，意識を失った場合，配偶者や一親等の2人の親族が代理決定者といいますか証人になるのでしょうか。

SH：家族の2人のメンバーが文書を証言する必要があります――配偶者，直系の子孫，および19歳以上の直系の祖先です。

SY：患者がすでに AD を有しているなら大きな問題はありません。AD または POLST がなく，患者が意思疎通をとれない場合，状況は2つに分

けられます。最初のケースでは，患者が「私は延命治療を受けず，すぐに死にたい」と言っていた場合，医師は意向の一致について2人の家族に確認しますが，その時の家族は一親等である必要があります。しかし，患者の意向が推定不可能な場合，患者が亡くなる前に何を望んでいたのか分からないので，家族（配偶者と一親等）全員の同意が必要です。

韓国における裁量権

森：韓国では，どのくらいの裁量権が認められていますか。

SH：難しい質問ですね。法律で配偶者と一親等の親族が書類に記入することを義務づけている場合もありますが，家族のいない孤児にとってはより困難であり，私が知るかぎり社会的コンセンサスはありません。延命治療実行・差し控え・中止のための文書（文書13）に関しては，ADやPOLSTを作成した後に医師が記入する必要があります。この文書は，延命治療の開始・差し控え・中止のための書類です。日時とともに書類が作成された後は，チェックの入った延命治療は行われず，チェックの入らなかった延命治療は行われることになります。患者がPOLST（文書1）を作成した後でも，文書13が完成していなければ，医療者は延命治療を行わなければなりません。文書13は，輸血，挿管，昇圧剤，またはECMO（体外式膜型人工肺）について具体的に指示するものです。もちろん，他の治療もチェックできます。

この文書を記入する時点で，患者が意思決定能力がない場合，家族はあらゆる種類の生命維持治療を選択することができます。最初は患者自身と延命治療の種類について話し合いますが，患者の意識がなくなった後に家族の気が変わる可能性もあります。

森：たとえば，ADがあっても現状が少し異なる場合，患者の価値に基づきながらも，医師は患者が以前に述べたこととは少し異なる選択が望ましいと思うかもしれません。その場合，家族は事前に述べられた意向とは少し異なった選択肢を求めることができるということでしょうか。

SH：最初に延命治療について患者に話したりPOLSTを書いたりする時は，詳細には聞かず，たとえば昇圧剤やECMOをどうするかではなく，大まかな方針を話し合います。その後，延命治療の種類を確認する別の法的文書を作成する必要がありますが，その時には患者の意識がない可能性があります。その際，家族は延命治療の種類について相談できます。これは裁量権といえるかもしれません。

SY：当初法律はやや非現実的だったので，2018年に修正が行われたと考えています。治療の中止は，担当医が選択できます。しかし，対立が生じた場合，最終的な決定は病院の倫理委員会によって行われることになっています。倫理委員会は，宗教家，一般市民，臨床倫理の専門家などで構成されています。現在，倫理委員会を設置している全国329の医療機関が，意思決定が複雑な場合に生命維持治療をいつ，どのように中止するかを決めることができます。

木澤：倫理委員会は，すべての病院，すべての大規模な病院で利用できますか？

SY：ほとんどの大きな病院で利用できますが，すべての病院で利用できるわけではありません。私の知るかぎり，45の大きな病院には委員会があるのですが，実際に多くの患者が亡くなる施設（老人病院，小規模病院など）に倫理委員会がないことは問題です。

森：家族はAD作成に関わるのでしょうか。

SH：医療分野以外では，厚生省指定の登記所（いわゆる健康保険の事務所，年金事務所のようなところ）でADを作成することができ，広報が行われています。ここの利用者は通常，高齢者であり，残念ながら家族が関与していることはありません。通常，本人自身によって作成されて，家族は後で知ることになります。

SY：そうですね，お年寄りは家族が参加していないお年寄りのみのグループで行くので，家族は後でその事実に驚きます。とても面白い，驚くべき状況といえます。

AD と POLST の作成

森：基幹病院で医師が重篤な病気の患者と ACP について話し合う場合，一般的に家族も話し合いに入りますか。

SH：基幹病院では，POLST は終末期患者のために医師が作成します。まず，医師が患者の家族と話し合います。その後に，家族は患者に伝えたいと考えます。患者は自分で書く必要があるため，家族には患者に知らせることを勧めています。患者の意識がある場合，POLST は本人が書く（署名する）必要があります。

木澤：署名が必要ですか。

SH：患者自身の署名が必要です。患者に意思決定能力がある場合，家族が書くことは法的に許可されていません。患者が意思決定能力を有していない場合にのみ，家族が同意書を書くことになります。

SY：ほとんどのコミュニケーションは，家族と行います。患者が高齢で，重篤な病気になっているからです。医者は最初に家族にのみ悪い知らせを伝える傾向があり，その後に患者と話し合います。それが韓国の多くの医者のやり方だと思います。専門分野では，おもに腫瘍内科，家庭医，呼吸器科医，腎臓内科医，さらには精神腫瘍科医も話し合いに参加します。

　しかし，大きな病院では，特別に訓練された看護師が ACP を開始することができます。これは病院ごとに異なる可能性がありますが，私の病院と国立がんセンターではそうです。もちろん，医師もすることができます。平均余命が 6 カ月未満の患者や，診療所や入院中の余命が数カ月の患者に対して ACP を開始します。

森：ACP の文書に関して，誰が何をどこで登録するのでしょうか。AD と POLST を参照できるのは誰になりますか。誰がいつ，どのように更新しますか。また，法制化の後，これらの文書の作成は増えてきましたか。

SY：韓国では，患者は医療機関で，一般市民は病院外で，と大きく 2 つに分かれています。医療機関では，医師や看護師などの医療者が登録できます。電子システムを使用し，国家機関に登録し

ます。一般の人びとにとって，AD 登録機関はおもに国立健康保険機関の地元の施設です。全国的に普及しており，カウンセラーは一般の非医療者です。引退した教師や看護師などは，簡単な教育を受け，資格を取得した後にカウンセラーを務めています。本人の意向が変わった場合，いつでも AD の内容を撤回または変更することができます。しかし，理論的には可能なのですが，どれほど現実的かは分かりません。AD の内容としては，心肺蘇生法（CPR），人工呼吸器，抗生物質や輸血などについて書かれており，詳細に説明されています。体外式の生命維持装置が新しく追加されました。終末期患者の生活の質のために，医師の決定によって止められる可能性のある介入も含まれます。そして，医師の免許番号や署名を記載する必要があります。本日更新されたデータをお見せします（図2）。

AD の登録

SY：AD の登録数は 130 万を超え，大幅に増加しています。私の記憶では，昨年の 8 月の時点では 100 万を超えたくらいでした。

森：誰でも，いつでも閲覧できるのでしょうか？

SY：いいえ，権利をもつのは特別な医療専門家に限定されています。私の病院では，特別な研修を受けた生命倫理看護師と腎臓内科医の 2 人だけがシステムにアクセスできます。プライバシーに関するものなので，制限されています。

　POLST 作成のためにも，AD を検索する必要があります。患者が死亡直前期にある時，または数カ月以内に亡くなる可能性が高い時は，患者の意思を確認する必要があります。そのうえで，AD システムにアクセスする必要があります。

SH：私の病院では，緩和ケア医やその他の内科または外科医など，セキュリティ認証を提供している医師なら当局に登録できます。終末期患者を治療する医師なら誰でも認証の取得を依頼できます。しかし，医師は非常に忙しく，やらなければならないことがたくさんあります。

　私たちの病院には生命維持コーディネーター・コンサルタントがいます。彼女はがん専門看護師

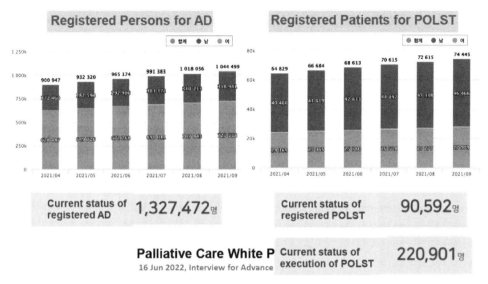

図2　韓国におけるACPの現状

であり，一般の人びとのAD作成を手伝ったり，文書を登録し，戸籍証明などの法的文書を案内したりしています。彼女は，患者や医師のためにADやPOLST作成の事務的な部分を支援し，政府のシステムに文書を登録しています。

森：病院にもよるのですね。たとえば，Sang-Yeon先生の施設では，2人だけがレビューできるとのことですが，先生が終末期患者を担当された場合はADとPOLSTを確認する権利があるのでしょうか？

SY：望めばできますが，必要はありません。私の場合は，医療補助員か，看護師に尋ねます。（そうすると，彼らが前述の2人に依頼してくれます。）複雑なプロセスだからです。病院では，それが現実です。

森：次の質問ですが，重篤な病気をもつ患者の家族とだけ話すことから，本人と話すことへ，変わってきていますか。

SH：はい，とにかく現在の社会は急速に変化しています。若者は，しばしば家父長制や親孝行（filial piety）よりも，個人の自律性や実際的な関心を重視します。しかし，それでも延命治療の決定やバッドニュースについて両親と話すのを躊躇している中年の人びとは，まだたくさんいます。

若者は変わってきていますが，親孝行の概念はまだあります。

SY：COVID-19のために，私たちはより多くの不確実性に直面しています。特に若い世代は，経済崩壊から多くの課題に直面しています。彼らは，将来良い仕事ができるか，十分な収入を得ることができるかなど，確信がもてずにいます。「人生は一度だけ（"You only live once."）」が最近の傾向です。

　私の個人的な考えですが，とにかく若い世代は，自分たちのためにお金を節約したいと思っています。私の娘は来年大学を卒業する予定ですが，今，状況は最悪です。娘は，就職の機会がますます少なくなっていると嘆いています。終末期患者の治療の経済的側面について言及するのは残念ですが，それが現実です。多くの高齢者は子どもたちの経済的負担を軽減するために施設に行きADを作成します…。家族であり続けるために高齢者は，「終末期のケアにお金を無駄にかけないで，家族に負担をかけないでください」とよく言います。

SH：高齢の親は，子どもに負担をかけないように，自分の希望よりも子どもを優先させることがよくあります。

- 45 big hospitals are all AD registry agencies
- The National Health Insurance Service operates the greatest number of AD registry agencies

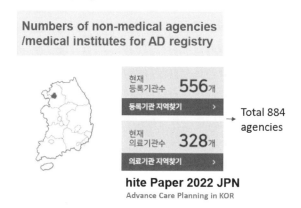

Numbers of non-medical agencies /medical institutes for AD registry

hite Paper 2022 JPN
Advance Care Planning in KOR

図3　韓国における全国の AD 登録機関

SY：ええ，それは東アジア諸国の間で一般的な考え方だと思います。その意味で，若い世代や教育を受けた人びとは，ACP に対して心を開いています。しかし，それは彼ら自身のためです。彼らの家族に高齢患者がいる場合，どのように伝えるのがよいのだろうか，どのように会話を始めたらよいのだろうと躊躇しています。コンセンサスはないと思います。

　これは私の意見ではなく，有名な記事にありました。ある大家が，特に COVID-19 時代では，誰がいつ死ぬか，誰が生き残るのかも分からない，だから前もっての準備などはできないので，その時になってから考えるしかないんだ，と書いていました。
SH：これまでは，韓国では親孝行の概念が西洋よりも強いと考えられていました。実際には，親は子どもをとても気にかけているので，これは親と子の相互関係だと思います。親孝行よりも広い意味で家族を愛する気持ちが，東洋ではより強いのではないかと思っています。

ACP の教育と研修について

森：省察ありがとうございます。では，教育と研修について，コメントいただけますでしょうか。
SY：一般のカウンセラーの場合，1 日のみの研修コースを受講しており，COVID-19 のためほとんどオンラインで行われています。相互討論や実地の研修は含まれていません。韓国の生命倫理と政策研究所によって行われ，カウンセラーには証明書が授与されます。一方，医療機関の医師，看護師，医療ソーシャルワーカーには，標準化された教育や研修はありません。実地訓練で経験を積んでいきます。

　現在，継続的な教育はウェビナーで受けられます。また，ピアレビューのようなフォーカスグループディスカッションを行うことができます。以前，ホスピスと緩和ケアセンターの私のチームは，困難症例に ZOOM ミーティングを使用して国立がんセンターから助言を受けていました。AD の登録機関は，一般が 556，医療機関が 328，総計 884 施設になります（図3）。
森：韓国における ACP の課題や今後の展望について，教えてください。
SY：緩和ケアの医師は，ACP は一種のバッドニュースとみなされていると言っています（図4）。そのため，ACP を可能なかぎり遅らせる傾向があることが，最大の問題だと話しています。私もそれに同意します。それはタブーのようなものです。誰もそのようなことについて話したいとは思わない。それが医療機関での ACP カウンセリングの大きな障壁だと思います。ソーシャ

- "ACP is regarded as a kind of "bad news", so it is likely to be delayed as possible... " (a palliative physician in Seoul National University Hospital)
- ACP issues are related to *taboo*, "talk about death"
- Elderly individuals want ACP mostly because they "Don't want to be *burdensome* to children" (a social worker in SNUH)
- ACP issues should overcome the culture: *paternalized* way of decision making "leave it to doctors"
- Flexible designation of proxy (main caregiver can be different from 1st degree family member in reality) is needed in near future in Korea

Palliative Care White Paper 2023 JPN
16 Jun 2022, Interview for Advance Care Planning in KOR

図 4　韓国における ACP の課題と今後の展望

ルワーカーは，高齢者は家族の負担になりたくないので ACP を考えているのだと指摘しています。患者が亡くなった後，経済的負担はすべて家族が負担します。そのため，ソーシャルワーカーは，患者と家族の間に意向の食い違いがあることを経験し，それが問題だと感じています。

　もう 1 つの問題は，医師が最初に家族と話したいと思っていることです。これは私の推測ですが，韓国では未だに父権的な意思決定がよくみられます。家族と患者はこう言います。「私たちは，何も分からない素人です。お医者様は専門家なので，私たちに代わって決めてください」これが一般的な状況です。法律の本質は患者の自律性を尊重することであり，したがって患者が中心となるはずです。しかし，実際には医師中心，家族中心──患者はどこにいるのでしょうか。

治療の中止について

SH：個人的には，韓国では医療分野や一般の人びとに十分な教育や広報が行われる前に ACP の概念が制定されたため，いくつかの問題があると思います。ほとんどの医師は，ACP が何であるかを知りません。生命維持治療に関する法律は知っていても，ACP が何であるかは理解されていません。先ほど母の例を挙げましたが，市中の登録機関のカウンセラーの質は保証されていません。研修を受ければ資格が得られるからです。そして現在，医師は ACP についての話し合いをす

るのではなく，法定書類の作成に集中する傾向があります。ですから，実際には患者さんと何度も話し合う時間はありません。

　また，改善が必要なプロセスの観点から，システムには不要な文書処理プロセスがあります。申し上げたように，文書 13 は生命維持治療をこれから中止することを意味します。患者に意思決定能力がなく，かつ家族がいない場合，医師は生命維持治療について決定したり中止したりすることはできません。もう 1 つの問題は，ほとんどの医療機関には倫理委員会がないため，生命維持治療について決定できるのは医療機関の約 10％にすぎないことです。たとえば，AD を書いた患者が意識を失い，倫理委員会のない病院に行く場合，文書 13 が作成できないため，患者の意思に反して生命維持治療が実施されるかもしれません。文書 13 だけでなく，延命治療に関連した法的な書類を作成できるのは，倫理委員会のある病院に限られるからです。

木澤：治療を中止するには，倫理委員会が必要ということでしょうか。

SH：はい。病院に倫理委員会がある場合，医師は文書 13 を作成できます。これは，延命治療の開始や差し控え，中止を意味します。ただし，施設の倫理委員会がなければ，医師が文書を作成できない場合，延命治療を実施することはできません。

SY：しかし，AD がなく，患者の意識がなくなった例に限定されているのですよね？

森：患者がADを有していた場合は，話は別，ということになりますか？　倫理委員会がない施設でもADを尊重することはできますか？

SY：ええ，そう思います。システムを介してADをチェックする必要があるからです。しかし，ADがない場合はいろいろな問題が発生します。そのため，ADがなく，患者が意識を失った状況では，倫理委員会が必要になります。

SH：ADがあっても（おそらく倫理委員会のない病院にはADをチェックするシステムがないかもしれません），文書作成のプロセスを完了する必要があります。関連文書の作成を含む一連のプロセスは，倫理委員会のある病院で行われるか，そうでない場合は他の病院の倫理委員会に紹介する必要があります。

森：韓国では，ACPを推進するためにどのような試みがなされていますか？

SY：ソーシャルメディアやブックトーク（訳者注：1つのテーマに沿って，いろいろな本を幅広く紹介する手法）のフォーラムが用いられています。ですから，今や韓国人はGood Deathやホスピスの概念に非常に精通しており，ACPは良く死ぬことやホスピスケアと同一線上にあります。医療機関からのチラシやポスターなど，さらに多くの取り組みがあり，政府はテレビや新聞のニュースなどのマスメディアを使用して，ADカウンセリングを受けることを人びとに奨励しています。これらは国民の意識を高めるのに役立つと思います。

SH：ほとんどの医師は，ACPが何であるかを知らないので，医療者に対する教育や啓発が大変重要です。質の面では，カウンセラーと医師は，ACPのすべての要素を進めるのに十分なスキルを有している必要があります。したがって，啓発と広報は非常に重要です。

森：たくさんの質問にお答えいただき，大変ありがとうございました。

第 II 部

統計と解説

1. データでみる日本の緩和ケアの現状

菊池里美[*1]　平山英幸[*1]　升川研人[*1]　余谷暢之[*2]　宮下光令[*1]
([*1]東北大学大学院医学系研究科 保健学専攻 緩和ケア看護学分野,
[*2]国立成育医療研究センター総合診療部　緩和ケア科)

　本稿では日本の緩和ケアの現状を，特に専門的緩和ケアを中心にデータから概観する。都道府県別のデータに関してはすべてのデータを最後に掲載した。なお，都道府県別の集計は人口10万人対で統一した。都道府県の65歳以上の高齢者人口，医師数，看護師数などを分母にした割合の算出のほうが理論的に望ましいケースもあるが，都道府県の人口とのピアソンの相関係数は65歳以上の高齢者人口（r=0.996），がん死亡数（r=0.992），医師数（r=0.959），看護師数（r=0.952）と高く，どれを分母にして計算してもほとんど同様の傾向になると考えられる（2014年度の数値で計算した結果）。これらの都道府県別の数値は最後に表中に記載した。なお，本稿の図表の個別の数値に関する質問があれば著者まで連絡をいただきたい。

緩和ケア病棟

　わが国の緩和ケア病棟は，1990年に診療報酬に緩和ケア病棟入院料が新設されたことにより制度化された。図1に緩和ケア病棟数，病床数の推移を示す。診療報酬の増加とともに緩和ケア病棟数，病床数ともに増加し，1990年に5病棟（120床）だった緩和ケア病棟は2022年には463病棟（9,579床）となった。

　日本ホスピス緩和ケア協会会員の緩和ケア病棟で死亡したがん患者の割合は2021年時点で

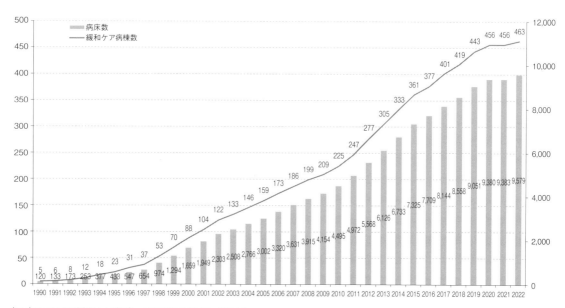

（日本ホスピス緩和ケア協会，2022年6月15日現在）

図1　緩和ケア病棟数・病床数

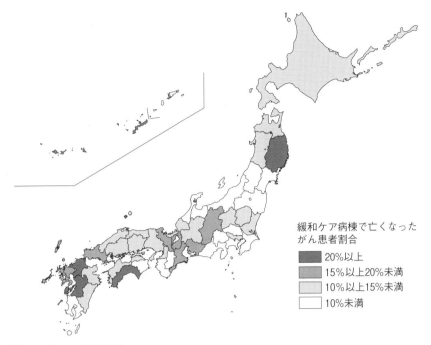

（日本ホスピス緩和ケア協会，2021 年度）
※日本ホスピス緩和ケア協会正会員 385 施設のうち 65 施設未回答，12 施設公開不承諾，5 施設一部未回答のため，実際の数とは異なる

図2　緩和ケア病棟で死亡したがん患者の割合（都道府県別）

緩和ケア病棟で亡くなった
がん患者割合
- 20％以上
- 15％以上20％未満
- 10％以上15％未満
- 10％未満

12.0％であった。**図2**に都道府県別の日本ホスピス緩和ケア協会会員の緩和ケア病棟で亡くなったがん患者の割合を示す。緩和ケア病棟の死亡割合には地域差がみられ，高い都道府県は福岡県26.0％，高知県22.7％，岩手県21.9％，一方で低い都道府県は山形県2.0％，和歌山県2.2％，山梨県2.8％であった。ただし，2021 年度の都道府県別死亡者割合は日本ホスピス緩和ケア協会による施設概要調査の回収率が低く，都道府県によっては著しい過小評価になっている可能性がある。全国値も同様であり，これらが日本ホスピス緩和ケア協会正会員施設のみの集計であることや，COVID-19 流行により病棟閉鎖などがあったことを勘案すると，2021 年度における緩和ケア病棟の死亡割合の全国値を精度よく推定することは困難である。参考までに 2019 年度にはわが国すべての緩和ケア病棟による死亡は全がん患者の 14〜15％と推定されていたことを記しておく。

2022 年 4 月における日本ホスピス緩和ケア協会会員施設の緩和ケア病棟の利用状況を**表1**に示す。院内独立型が 14.0％，院内病棟型が 83.8％で

あり，完全独立型は 2.3％（7 施設）であった。稼動病床数は平均 20.4 床であった。

日本ホスピス緩和ケア協会会員施設の緩和ケア病棟の入退院状況の推移を**表2**，**図3**に示す。緩和ケア病棟入院料は 2012 年 4 月に大幅に改訂があったため，2011 年度の数値と比較して検討する。入院患者数は 2021 年度で平均 197.1 名，200名以上の施設が 42.8％であり 2011 年度と比較して 23.8％増加した。退院患者のうち死亡退院が占める割合は 2021 年度では平均 76.2％であり 2011 年度より 9.9％減少した（この数値は 2012年度では 82.1％と 2011 年度より 4.0％減少したが，2013 年度には増加，その後は微減で経過し，現在は横ばいである）。平均在院日数は 2021 年度では平均 27.9 日で 2020 年度より微増しており，平均在院日数が 30 日未満の施設の割合は 67.6％で，2011 年度に比べて 43.6％増加した。平均病床利用率は平均 69.5％であり，2011 年度まで増加傾向にあった病床利用率は 2011 年度から 10.7％減少した。なお，これらの数値も 2021 年度の日本ホスピス緩和ケア協会施設概要調査の回収率が低

表1　日本ホスピス緩和ケア協会会員施設の緩和ケア病棟の状況

		N	%
病棟形式	院内独立型	43	14.0%
	院内病棟型	258	83.8%
	完全独立型	7	2.3%
緩和ケア病棟入院料の算定状況	緩和ケア病棟入院料1算定施設	172	55.8%
	緩和ケア病棟入院料2算定施設	136	44.2%
	入院料1＋入院料2算定施設	0	0.0%
認可病床数	平均±標準偏差	21.2 ± 8.1	
	1-14床	44	14.3%
	15-29床	237	76.9%
	30床以上	27	8.8%
稼働病床数	平均±標準偏差	20.4 ± 8.0	
	1-14床	55	17.9%
	15-29床	228	74.0%
	30床以上	25	8.1%
個室数	平均±標準偏差	17.7 ± 6.8	
	1-9室	27	8.8%
	10-19室	144	46.8%
	20室以上	137	44.5%
無料個室数	平均±標準偏差	10.1 ± 6.7	
	0-9室	133	43.2%
	10-19室	151	49.0%
	20室以上	19	6.2%
家族室数	平均±標準偏差	1.6 ± 0.7	
	0室	1	0.3%
	1室	145	47.1%
	2室	141	45.8%
	3室以上	21	6.8%
緩和ケア病棟入院料算定開始後年数	平均±標準偏差	13.4 ± 7.8	
	0～4年	43	14.0%
	5～9年	77	25.0%
	10年以上	188	61.0%
病床あたり面積（㎡/床）	平均±標準偏差	15.6 ± 6.6	
	5-9㎡/床	38	12.3%
	10-14㎡/床	131	42.5%
	15㎡/床以上	139	45.1%
外来機能	あり	294	95.5%
	なし	14	4.5%
病院の総病床数	平均±標準偏差	332.9 ± 213.8	
	～99床	30	9.7%
	100～499床	213	69.2%
	500床以上	65	21.1%
院内の緩和ケアチーム	あり	197	64.0%
	なし	111	36.0%
病院・併設施設からの在宅診療	あり	103	33.4%
	なし	205	66.6%
病院・併設施設からの訪問看護	あり	168	54.5%
	なし	140	45.5%
緩和医療専門医（人）	平均±標準偏差	0.4 ± 0.9	
	0人	220	71.4%
	1人	72	23.4%
	2人以上	16	5.2%

		N	%
緩和医療認定医（人）	平均±標準偏差	0.7 ± 0.8	
	0人	149	48.4%
	1人	119	38.6%
	2人以上	40	13.0%
がん看護専門看護師（人）	平均±標準偏差	0.20 ± 0.5	
	0人	256	83.1%
	1人	44	14.3%
	2人以上	8	2.6%
緩和ケア認定看護師（人）	平均±標準偏差	1.1 ± 1.3	
	0人	82	26.6%
	1人	148	48.1%
	2人以上	78	25.3%
がん性疼痛看護認定看護師（人）	平均±標準偏差	0.2 ± 0.5	
	0人	248	80.5%
	1人	53	17.2%
	2人以上	7	2.3%
ELNEC-J 指導者数（人）	平均±標準偏差	0.9 ± 1.4	
	0人	136	44.2%
	1人	110	35.7%
	2人以上	62	20.1%
ELNEC-J 受講割合（%）	平均±標準偏差	44.5 ± 27.6	
	25%未満	80	26.0%
	25%以上50%未満	95	30.8%
	50%以上75%以上	79	25.6%
	75%以上	47	15.3%
ELNEC-J 受講修了者数（人）	平均±標準偏差	8.6 ± 6.7	
	0人	25	8.1%
	1～3人	47	15.3%
	4人以上	236	76.6%
宗教者数（人）	平均±標準偏差	0.2 ± 0.7	
	0人	266	86.4%
	1人	32	10.4%
	2人以上	4	1.3%
精神科医師のコンサルテーション	可能	221	71.8%
心理職のコンサルテーション	可能	185	60.1%
専門的な口腔ケア	可能	270	87.7%
専門的リハビリテーション	可能	283	91.9%
がん薬物療法（注射薬）	可能	24	7.8%
がん薬物療法（経口薬）	可能	63	20.5%
がん薬物療法（ホルモン療法）	可能	101	32.8%
放射線治療	可能	144	46.8%
CVポート埋め込み	可能	235	76.3%
専門的な疼痛治療（神経ブロックなど）	可能	194	63.0%
多職種カンファレンスの開催頻度	0回	1	0.3%
	1～2回	185	60.1%
	3回以上	122	39.6%

※日本ホスピス緩和ケア協会正会員 385 施設のうち 65 施設未回答，12 施設公開不承諾，5 施設一部未回答のため，実際の数とは異なる

表2　日本ホスピス緩和ケア協会会員施設の緩和ケア病棟の入退院の状況

年度	施設数	入院患者数 平均	SD	0~99名の割合(%)	100~199名の割合(%)	200名以上の割合(%)	死亡患者数 平均	SD	0~99名の割合(%)	100~199名の割合(%)	200名以上の割合(%)	死亡患者割合 平均	SD	75%未満の割合(%)	75%以上90%未満の割合(%)	90%以上の割合(%)	平均在院日数 平均	SD	30日未満の割合(%)	30日以上60日未満の割合(%)	60日以上の割合(%)	平均病床利用率 平均	SD	75%未満の割合(%)	75%以上90%未満の割合(%)	90%以上の割合(%)
2000	86	112.3	56	49	44	7	91.1	46	57	41	2	83.7	10	20	48	33	46.7	14	8	72	20	75.1	14	42	45	13
2001	100	112.2	57	47	47	6	92.3	47	58	40	2	84.3	14	14	46	40	47.1	15	8	76	16	75.1	15	42	41	17
2002	117	123.5	56	35	57	8	96.4	45	56	42	3	83.4	13	21	44	36	46.6	22	15	67	18	75.3	15	42	42	16
2003	131	125.8	64	34	56	10	102.9	52	47	50	4	85	12	15	45	39	44.5	17	13	76	11	75	15	39	46	15
2004	144	127.7	63	35	55	10	106.7	50	50	47	4	87.2	10	15	44	40	45.9	16	13	74	15	78.3	14	39	42	19
2005	159	135.1	67	32	56	12	109.5	52	44	53	3	85.9	11	11	44	44	43	16	15	76	9	79.3	11	38	47	20
2006	170	134.8	64	29	57	14	113.8	54	41	56	3	87.1	10	9	44	47	43.0	15.0	15	75	10	78.8	13.0	30	48	22
2007	186	138.4	71	29	53	18	119.3	58	38	55	7	87.3	9.5	11	39	50	42.4	15.4	15	64	21	79.2	12	34	43	23
2008	193	145.5	74	28	56	17	124	54	35	59	7	87.3	8.5	9	48	43	41.7	15.0	24	63	12	79.2	12	34	46	20
2009	200	149.0	73	26	57	18	127.2	57	35	59	7	87.3	11	11	41	48	41.8	15.2	27	63	10	80.2	12.0	34	41	24
2010	203	154.8	76	23	59	18	132	58	29	61	10	85.9	11	11	41	49	40.1	14.4	25	65	10	80.9	13.1	29	40	31
2011	225	160.0	79	21	60	19	132.9	55	31	59	6	86.1	12	11	45	44	39.5	15.2	24	69	8	80.2	12.0	30	46	25
2012	253	162.0	76	21	51	25	136.2	60	26	60	11	82.1	12.0	16	42	39	36.5	13.9	31	58	7	78.3	13	34	41	23
2013	261	172.2	80	11	55	28	143.1	60	27	58	15	85.1	11.8	17	40	43	34.7	14.2	41	52	7	75.6	13	43	43	25
2014	288	175.8	83	16	54	30	144.4	59	22	63	15	84.0	13	13	44	37	33.4	12.0	44	52	4	75.8	14	45	36	19
2015	306	180.9	80	14	58	36	149.4	60	20	64	15	84.3	11	13	45	42	32.9	11.9	46	51	3	74.8	14.4	47	38	15
2016	300	186.8	82	11	54	35	153.4	59	19	63	18	83.9	11	16	51	33	32.2	11.4	52	46	2	75.2	13.6	45	42	14
2017	320	187.2	83.1	11.3	50.3	38.4	154.0	63.5	17.8	63.8	18.4	83.1	10.9	20.0	50.0	30.0	32.2	11.7	51.3	45.9	2.8	75.7	13.4	44.4	41.3	14.4
2018	355	200.1	90.3	6.6	52.9	40.5	156.6	67.6	16.3	62.8	20.8	79.9	12.1	26.6	45.9	27.5	29.6	11.5	60.9	35.2	3.9	73.9	13.7	44.5	40.0	15.5
2019	368	200.9	95.0	5.7	47.2	47.2	159.3	67.0	15.2	61.9	22.9	78.7	12.7	32.8	43.6	23.6	28.5	11.3	63.3	35.1	1.6	73.4	13.5	47.3	41.2	11.5
2020	374	199.9	95.5	10.4	48.5	41.1	150.7	69.7	22.7	58.6	18.8	76.0	13.0	46.3	12.9	40.8	27.1	10.2	66.7	32.4	0.6	68.9	16.0	61.7	31.2	7.1
2021	385	197.1	96.4	11.8	45.4	42.8	146.4	70.4	22.0	61.0	16.9	76.2	13.1	43.8	39.6	16.6	27.9	12.2	67.6	30.1	2.2	69.5	16.5	60.9	30.4	8.7

（日本ホスピス緩和ケア協会，2021 年度）

※ 2021 年は日本ホスピス緩和ケア協会正会員 385 施設のうち 65 施設未回答，12 施設公開不承諾，5 施設一部未回答のため，実際の数とは異なる

かったため実際と異なる可能性がある。

緩和ケアチーム

　わが国の緩和ケアチームは，2002 年に診療報酬に緩和ケア診療加算が新設されたことにより制度化された。図4 に緩和ケア診療加算の算定施設数の推移を示す。算定施設は 2021 年から 2022 年で 7 施設増加し，2022 年 6 月時点で 510 施設になった。

　緩和ケアチームは日本緩和医療学会に登録制度がある。2022 年の日本緩和医療学会の緩和ケアチーム登録データの概要を表3 に示す。本登録は比較的活発に活動している施設が多く偏りがある可能性があることに注意する必要がある。登録されたチーム数は，全国で 554 施設であった。内訳は，都道府県がん診療連携拠点病院が 9.4%，地域がん診療連携拠点病院が 57.2%，上記以外（都道府県独自指定または指定なし）の病院が 33.3% だった。緩和ケアチームへの依頼件数は総数で 107,558 件であり，平均 197.7 件であった（都道府県拠点病院 399.8，地域がん診療連携拠点病院が 210.4，上記以外の病院が 120.1）。緩和ケアチームのメンバーに専従の身体担当の医師のみがいる割合が 36.2%，精神担当のみが 3.5% であった。専従看護師がいる割合は 66.7% であり，専従または専任の薬剤師がいる割合は 39.7% だった。活動状況は週 5 日以上の活動が 81.3% であり，がん患者の依頼状況は診断から初期治療前が 10.7%，がん治療中が 48.6%，積極的がん治療終了後が 40.5% であった。

　日本緩和医療学会の緩和ケアチーム登録の年次推移を表4 に示す。2010 年から 2021 年までの変化をみると依頼内容は疼痛が 6.3% 減少し，疼痛

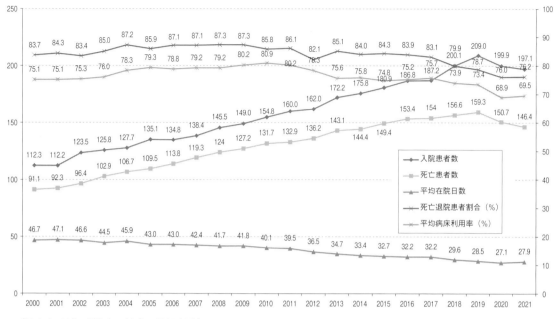

（日本ホスピス緩和ケア協会，2021 年度）

※ 2021 年は日本ホスピス緩和ケア協会正会員 385 施設のうち 65 施設未回答，12 施設公開不承諾，5 施設一部未回答のため，実際の数とは異なる

図 3　日本ホスピス緩和ケア協会会員施設の緩和ケア病棟の入退院の状況の推移

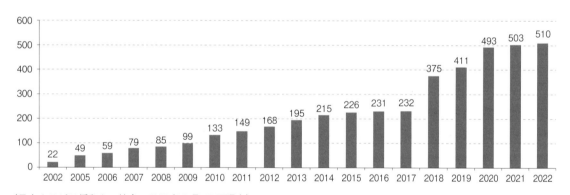

（日本ホスピス緩和ケア協会，2022 年 6 月 15 日現在）

※ 2021 年は日本ホスピス緩和ケア協会正会員 385 施設のうち 65 施設未回答,12 施設公開不承諾，5 施設一部未回答のため，実際の数とは異なる

図 4　緩和ケア診療加算の算定施設数の推移

以外の身体症状が 3.9% 増加した。依頼時の PS は経時的にあまり変化はなく，転帰は死亡退院が減少する傾向にあり，2021 年は 2020 年と比較して退院が 14.6% 増加した。

また，がん診療連携拠点病院のすべてに緩和ケアチームが設置されており，拠点病院の統計からもその概要を知ることができる（4．がん診療連携拠点病院を参照）。

緩和ケアチームに関しては政府統計である医療施設調査の統計もあり，その結果を**表 5** に示す。2011 年の医療施設調査では 861 施設が緩和ケアチームありと回答したが，2020 年調査では 1123 施設に増加した（それぞれ一般病院数の 11.4%，15.6%）。また，2011 年 9 月に緩和ケアチームが診察した患者数は全国で 23,374 人であり，新規依頼患者数は 5,191 人であったが，2020 年 9 月で

表3　緩和ケアチーム登録データの概要

	全体	拠点病院の種別				病床数		
		都道府県	地域	指定なし	病院以外	500床以上	200〜499床	0〜199床
登録数（N）	554	51	311	181	1	257	257	30
登録数（%）	100	9.4	57.2	33.3	0.2	47.2	47.2	5.5
年間がん患者退院数	1,577,748	348,956	989,589	239,203	0	1,070,531	491,763	15,454
依頼区分が「がん」	100,480	19,552	61,001	19,927	0	62,814	35,963	1,703
割合	6.4%	5.6%	6.2%	8.3%	0.0%	5.9%	7.3%	11.0%
緩和ケア外来の有無								
あり	484	51	307	126	0	251	218	15
「あり」の割合	89.0%	100.0%	98.7%	69.6%	0.0%	97.7%	84.8%	50.0%
外来緩和ケア管理料の算定有無								
あり	252	34	163	55	0	168	79	5
「あり」の割合	46.3%	66.7%	52.4%	30.4%	0.0%	65.4%	30.7%	16.7%
緩和ケア病棟の有無								
あり	156	20	89	47	0	73	74	9
「あり」の割合	28.7%	39.2%	28.6%	26.0%	0.0%	28.4%	28.8%	30.0%
緩和ケア診療加算								
あり	378	47	232	99	0	231	140	7
「あり」の割合	69.5%	92.2%	74.6%	54.7%	0.0%	89.9%	54.5%	23.3%
[医師]								
身体担当医の専従および精神担当医の専従がいる施設・いない施設								
両方いる	20	9	10	1	0	13	7	0
身体担当医のみ	197	27	125	44	1	130	65	2
精神担当医のみ	19	3	12	4	0	7	11	1
両方いない	308	12	164	132	0	107	174	27
両方いる	3.7%	17.6%	3.2%	0.6%	0.0%	5.1%	2.7%	0.0%
身体担当医のみ	36.2%	52.9%	40.2%	24.3%	100.0%	50.6%	25.3%	6.7%
精神担当医のみ	3.5%	5.9%	3.9%	2.2%	0.0%	2.7%	4.3%	3.3%
両方いない	56.6%	23.5%	52.7%	72.9%	0.0%	41.6%	67.7%	90.0%
[看護師]								
専従がいる施設・いない施設								
いる	363	47	246	69	1	218	141	4
「いる」の割合	66.7%	92.2%	79.1%	38.1%	100.0%	84.8%	54.9%	13.3%
専門看護師または認定看護師がいる施設								
いる	532	51	311	170	0	256	253	23
「いる」の割合	97.8%	100.0%	100.0%	93.9%	0.0%	99.6%	98.4%	76.7%
[薬剤師]								
専従または専任がいる施設・いない施設								
いる	216	31	137	48	0	145	68	3
「いる」の割合	39.7%	60.8%	44.1%	26.5%	0.0%	56.4%	26.5%	10.0%
[ＭＳＷ]								
専従，専任，兼任のいずれかがいる施設・いない施設								
いる	433	40	258	134	1	209	198	26
「いる」の割合	79.6%	78.4%	83.0%	74.0%	100.0%	81.3%	77.0%	86.7%
[臨床心理士]								
専従・専任・兼任のいずれかがいる施設・いない施設								
いる	321	30	217	74	0	178	136	7
「いる」の割合	59.0%	58.8%	69.8%	40.9%	0.0%	69.3%	52.9%	23.3%
[リハビリ]								
専従・専任・兼任のいずれかがいる施設・いない施設								
いる	406	31	236	138	1	182	197	27
「いる」の割合	74.6%	60.8%	75.9%	76.2%	100.0%	70.8%	76.7%	90.0%
[栄養士]								
専従・専任・兼任のいずれかがいる施設・いない施設								
いる	487	45	278	164	0	230	231	26
「いる」の割合	89.5%	88.2%	89.4%	90.6%	0.0%	89.5%	89.9%	86.7%
[歯科医]								
専従・専任・兼任のいずれかがいる施設・いない施設								
いる	76	13	51	12	0	51	24	1
「いる」の割合	14.0%	25.5%	16.4%	6.6%	0.0%	19.8%	9.3%	3.3%

表3　日本緩和医療学会緩和ケアチーム登録データの概要（つづき）

	全体	拠点病院の種別				病床数		
		都道府県	地域	指定なし	病院以外	500床以上	200〜499床	0〜199床
［歯科衛生士］								
専従・専任・兼任のいずれかがいる施設・いない施設								
いる	68	10	43	15	0	43	23	2
「いる」の割合	1.8%	84.3%	4.8%	8.3%	0.0%	16.7%	8.9%	6.7%
年間平均依頼件数（がん診療連携拠点病院の指定別）								
指定別依頼件数合計	107,558	20,392	65,430	21,736	0	66,956	38,635	1,967
年間平均依頼件数	197.7	399.8	210.4	120.1	0	260.5	150.3	65.6
中央値	142	325	172	97	0	219	107	34

	全体	都道府県	地域	指定なし	病院以外
活動について2：緩和ケアチームのいずれかのメンバーが，患者を直接診療する活動を行っている日数					
週1日未満	1.8%	0.0%	0.3%	5.0%	0.0%
週1〜2日	11.8%	0.0%	6.8%	23.8%	0.0%
週3〜4日	5.2%	0.0%	3.9%	8.8%	0.0%
週5〜6日	77.2%	94.1%	85.2%	59.1%	0.0%
週7日	4.1%	5.9%	3.9%	3.3%	100.0%
割合合計	100.0%	100.0%	100.0%	100.0%	100.0%
がん診療連携拠点病院の指定別による依頼の時期（がん患者のみ）					
診断から初期治療前	10.7%	13.4%	10.8%	9.7%	0.0%
がん治療中	48.6%	59.5%	49.5%	44.4%	0.0%
積極的がん治療終了後	40.5%	27.1%	39.7%	45.8%	0.0%
割合合計	100.0%	100.0%	100.0%	100.0%	0.0%

（日本緩和医療学会，2022年度緩和ケアチーム登録（2021年度チーム活動），2022年7月31日）

※「都道府県」は「国指定都道府県がん診療連携拠点病院」

※「地域」は「地域がん診療連携拠点病院」351施設，「地域がん診療病院」46施設，「特定領域がん診療連携拠点病院」1施設の合計

はそれぞれ34,621人，9,795人に増加した。なお，拠点病院の現況報告に基づく拠点病院の緩和ケアチームの状況は「4．がん診療連携拠点病院」に記載する。

緩和ケア外来

　緩和ケア外来について日本緩和医療学会緩和ケアチーム登録に基づく統計を図5，6に示す。この統計では都道府県拠点病院の100%，地域拠点病院の98.7%で緩和ケア外来が設置されていた。外来緩和ケア管理料を算定しているのは都道府県拠点病院の66.7%，地域拠点病院の52.4%であった。なお，拠点病院の現況報告に基づく拠点病院の緩和ケア外来の状況は「4．がん診療連携拠点病院」に記載する。

がん診療連携拠点病院

　がん診療連携拠点病院は2002年から指定が開

始された（当時は地域がん診療拠点病院）。図7にがん診療連携拠点病院数の推移を示す。2022年では都道府県がん診療連携拠点病院として51病院，地域がん診療連携拠点病院として354病院，特定領域がん診療連携拠点病院として1病院，地域がん診療病院として45病院，合計451病院が指定されている。

　がん診療連携拠点病院現況報告（2021年度）の集計結果を表6，7に示す。緩和医療専門医（常勤）の人数は平均±標準偏差で0.3±0.6人だった。がん看護専門看護師（常勤）の人数は平均±標準偏差で1.2人±1.7人だった。がん性疼痛看護認定看護師（常勤）の人数は平均±標準偏差で0.7±0.9人だった。年間入院がん患者延べ数の平均は7,859人で，年間入院患者延べ数に占めるがん患者の割合は平均で26.6%だった。年間外来がん患者延べ数は平均で66,546人だった。また，年間院内死亡がん患者数は平均で189人だった。

74

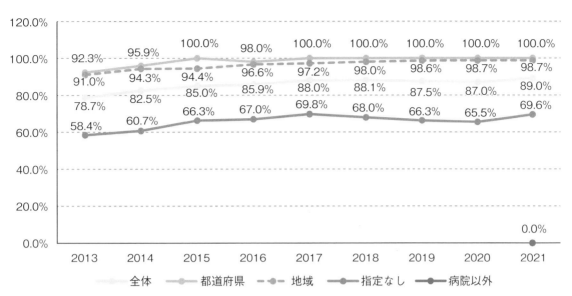

※緩和医療学会　緩和ケアチーム登録に基づく緩和ケア外来数

※「都道府県」は「都道府県がん診療連携拠点病院」

※「地域」は「地域がん診療連携拠点病院」351 施設，「地域がん診療病院」46 施設，「特定領域がん診療連携拠点病院」1 施設の合計

（日本緩和医療学会，2022 年度緩和ケアチーム登録（2021 年度チーム活動），2022 年 7 月 31 日）

図 5　外来緩和ケアを有する施設割合

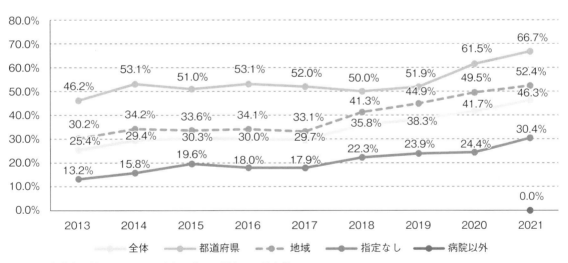

※緩和医療学会　緩和ケアチーム登録に基づく緩和ケア外来数

※「都道府県」は「国指定都道府県がん診療連携拠点病院」

※「地域」は「地域がん診療連携拠点病院」351 施設，「地域がん診療病院」46 施設，「特定領域がん診療連携拠点病院」1 施設の合計

（日本緩和医療学会，2022 年度緩和ケアチーム登録（2021 年度チーム活動），2022 年 7 月 31 日）

図 6　外来緩和ケア管理料の算定がある施設割合

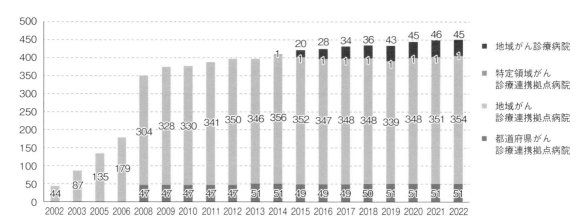

（厚生労働省，人口動態統計，2022 年 4 月 1 日現在）

図 7　がん診療連携病院数の推移

在宅緩和ケア

　全死因，がんの死亡場所の推移を図8，9に示す。2021 年の全死因の自宅死亡の割合は 17.2% であり，がんでは 21.4% であった。COVID-19 流行の影響と考えられるが，全死因の自宅死亡の割合は 2019 年から 2021 年までの 2 年間で 3.6 ポイント上昇し，がんではこの 2 年間に 9.1 ポイント増加した。この，がんの 2 年間の増加量は 2019 年の 1.75 倍に相当する歴史上類をみないものであった。また，緩和ケア病棟の死亡者数は日本ホスピス緩和ケア協会の施設概要調査の回収率が低かったため，実際より過小評価になっている可能性が高い。全死因，がんの都道府県別の自宅死亡割合を図10，11に示す。全死因に関して，自宅死亡割合が高い都道府県は東京都 23.7%，神奈川県 22.5%，大阪府 20.9% であり，一方で，低い都道府県は秋田県 9.9%，宮崎県 10.4%，大分県 11.1%，であった。がんに関して，自宅死亡割合が高い都道府県は神奈川県 31.1%，東京都 30.7%，岐阜県 28.2% であり，一方で，低い都道府県は秋田県 6.2%，新潟県 7.7%，岩手県 9.3% であった。

　15 歳未満の全死因，がんの死亡場所の推移を図12，13に記す。2021 年の全死因の自宅死亡の割合は 14.7%，がんは 39.5% であった。前年度と比較しても，全死因で 1.9 ポイント，がんに至っては 7.9 ポイント上昇しており，COVID-19 の影響とともに，小児患者に対する在宅支援が広がっていることが示唆される。

　在宅療養支援診療所数と緩和ケア充実診療所数の推移を図14に示す。2012 年度より在宅療養診療所が従来型在宅療養支援診療所，連携強化型在宅療養支援診療所，強化型在宅療養支援診療所の 3 区分に変更になった。また，2016 年に緩和ケア充実診療所が制定された。2021 年度では，従来型在宅療養支援診療所は 11,291 件，連携強化型在宅療養支援診療所は 3,005 件，強化型在宅療養支援診療所は 217 件であり，すべてを合計すると 14,513 件であった。うち，緩和ケア充実診療所数は 949 件であった。また，緩和ケア充実診療所の都道府県別数を図15に示す。2022 年 11 月現在，人口 10 万人対の数では神奈川県 1.72，東京都 1.42，石川県 1.24 で多かった。

　2020 年の人口 10 万人対の在宅療養支援診療所数を図16に示す。人口 10 万人当たりの在宅療養支援診療所数は全国平均が 11.8 であり，多い都道府県は長崎県 21.4，大阪府 20.5，徳島県 20.3，少ない都道府県は高知県 5.5，岩手県 5.8，北海道 5.8 であった。

　一般診療所における在宅看取りの実施数と施設数（各年 9 月 1 カ月分）の推移を図17に示す。一般診療所は在宅療養支援診療所の届け出をしていない診療所である。2020 年の在宅看取り実施件数は 13,429 件であり，実施施設数は 5,335 施設であった。人口 10 万人あたりの一般診療所にお

表4　日本緩和医療学会の緩和ケアチーム登録の年次推移

a. 依頼件数の推移（中央値）

年度	全体	都道府県	地域	都道府県独自	指定なし
2010	89	135	107	70	36
2011	81	155	92	55	39
2012	90	178	108	63	47.5
2013	95	177	118	77.5	54
2014	106	221	128	78	53
2015	113	250	133.5		74
2016	122	279	140		71.5
2017	125	302	139		81
2018	137	303	159		85
2019	144.5	245.5	171		82.5
2020	141.5	254	169		86
2021	142	325	172		97

※ 2014 年度登録までは，拠点病院の指定を「都道府県」，「地域」，「都道府県独自」，「指定なし」で区分
※ 2015 年度登録からは「都道府県」「地域」「指定なし」で区分

b. 依頼時の依頼内容（述べ件数）［がん患者のみ　年次別］（%）

	2010	2011	2012	2013	2014	2015	2016	2017	2018	2019	2020	2021
疼痛	18386	28447	32028	38281	42509	79484	50641	52052	56730	58760	61729	63101
	39.3%	36.9%	35.4%	34.9%	34.7%	34.3%	33.5%	32.5%	33.0%	32.9%	33.1%	33.0%
疼痛以外の身体症状	10084	18137	22157	27669	31043	56177	38864	40836	43908	46385	47794	48532
	21.5%	23.5%	24.5%	25.2%	25.4%	24.3%	25.7%	25.5%	25.5%	26.0%	25.7%	25.4%
精神症状	9516	15265	17414	21497	23965	46343	29863	33124	35237	35426	38863	40292
	20.3%	19.8%	19.3%	19.6%	19.6%	20.0%	19.8%	20.7%	20.5%	19.8%	20.9%	21.1%
家族ケア	2562	5110	6218	7456	7892	15627	11020	11129	12176	12753	11384	10249
	5.5%	6.6%	6.9%	6.8%	6.5%	6.8%	7.3%	7.0%	7.1%	7.1%	6.1%	5.4%
倫理的問題	714	947	1079	1609	1404	2290	2692	3330	4612	7274	5398	6029
	1.5%	1.2%	1.2%	1.5%	1.1%	1.0%	1.8%	2.1%	2.7%	4.1%	2.9%	3.2%
地域との連携・退院支援	3734	5120	6128	7799	8212	15223	9842	9902	10885	12376	12954	13967
	8.0%	6.6%	6.8%	7.1%	6.7%	6.6%	6.5%	6.2%	6.3%	6.9%	7.0%	7.3%
その他	1801	4095	5342	5508	7325	16301	8244	9639	8486	5763	8146	9144
	3.8%	5.3%	5.9%	5.0%	6.0%	7.0%	5.5%	6.0%	4.9%	3.2%	4.4%	4.8%
合計（回答なしを除く）	46797	77121	90366	109819	122350	231446	151167	160012	172035	178737	186268	191314
	100.0%	100.0%	100.0%	100.0%	100.0%	100.0%	100.0%	100.0%	100.0%	100.0%	100.0%	100.0%

※延べ件数は割合からの概算

c. PS 値（依頼時）［がん患者のみ　年次別］の割合（%）

	2010	2011	2012	2013	2014	2015	2016	2017	2018	2019	2020	2021
PS 0	6.6	5.6	5.1	5.5	5.9	6.2	5.7	6.7	6.6	6.2	6.4	7.2
PS 1	17.0	16.1	17.4	17.1	17.1	19.4	19.0	20.3	20.2	19.9	21.4	21.5
PS 2	24.1	23.2	22.3	23.0	22.7	22.8	22.1	20.2	22.5	22.8	22.5	22.9
PS 3	30.1	30.2	29.7	30.1	30.6	30.1	29.9	29.8	29.8	29.6	28.9	28.0
PS 4	22.1	25.0	25.4	24.3	23.6	21.6	23.3	23.0	21.0	21.4	20.8	20.4

d. 転帰［がん患者のみ　年次別］の割合（%）

	2010	2011	2012	2013	2014	2015	2016	2017	2018	2019	2020	2021
介入終了（生存）	15.4	7.9	9.0	7.8	8.3	8.2	7.8	8.1	8.9	8.1	6.7	6.9
緩和ケア病棟転院	9.2	9.4	10.8	11.0	11.9	12.2	12.7	13.0	13.7	13.9	12.9	11.9
その他の転院	7.1	6.8	6.9	6.7	7.2	7.0	7.1	6.8	7.2	7.5	6.9	6.5
退院	35.4	33.7	34.5	36.1	36.4	38.1	39.1	40.7	39.8	41.2	47.7	50.0
死亡退院	32.9	35.8	33.0	32.8	29.9	28.8	27.5	25.8	24.8	24.1	20.9	20.0
介入継続中	0.0	6.5	5.9	5.7	6.3	5.7	5.8	5.6	5.6	5.2	4.8	4.8

（日本緩和医療学会，2022 年度緩和ケアチーム登録（2021 年度チーム活動），2022 年 7 月 31 日）

ける在宅看取り実施施設数を**図18**に示す。島根県で最も多く8.4，次いで和歌山県で7.9，岐阜県で7.0であった。一方で少ない都道府県は沖縄県2.00，宮城県2.50，北海道2.52であった。人口10万人あたりの一般診療所における在宅看取り実施件数を**図19**に示す。多い都道府県は岐阜県17.5，神奈川県14.9，山形県14.1であった。一方で，少ない都道府県は沖縄県5.46，高知県5.53，熊本県6.56であった。

在宅療養支援病院数の推移を**図20**に示す。2012年度より在宅療養支援病院が従来型在宅療養支援病院，連携強化型在宅療養支援病院，強化型在宅療養支援病院の3区分に変更になった。2021年度では，従来型在宅療養支援病院は970件，連携強化型在宅療養支援病院は392件，強化型在宅療養支援病院は225件であり，すべてを合計すると1,587件であった。

訪問看護ステーション24時間対応体制加算届出事業数の推移を**図21**に示す。2021年の届出事業数は11,994件であり増加傾向にある。都道府県の人口10万人対訪問看護ステーション24時間対応体制加算届出事業数を**図22**に示す。人口10万対届出事業所数が多かった都道府県は和歌山県16.4，大阪府15.2，熊本県12.8であり，少なかっ

た都道府県は新潟県5.7，山梨県6.1，栃木県6.1であった。

教育・学会

がん対策推進基本計画に基づく「がん診療に携わる医師に対する緩和ケア研修会」の修了者数の推移を**図23**に示す。2022年3月31日までで修了者数の合計は，157,715人であった。また，2022年3月31日までの累計の都道府県別人口10万対緩和ケア研修会修了者数を**図24**に示す。人口10万対修了者数が多かった都道府県は島根県257.3，富山県223.2，和歌山県214.8であり，一方で，少なかった都道府県は埼玉県62.1，宮城県85.1，宮城県85.3であった。

日本緩和医療学会専門医数の推移を**図25**に，2022年4月1日現在の都道府県別専門医数を**図26**に示す。2022年4月1日現在の日本緩和医療学会専門医数は303名であり，最大が東京都の51名であった。専門医がいない都道府県は4県あった。

日本看護協会によるがん看護専門看護師，がん性疼痛認定看護師，緩和ケア認定看護師数の推移を**図27**に示す。2020年より，現行の認定看護師

表5　医療施設調査による緩和ケアチーム数

年	一般病院総数	緩和ケアチームを有する一般病院数	%	緩和ケアチームが診察した患者数（9月の1カ月の数）	新規依頼患者数（9月の1カ月の数）
2011	7528	861	11.4%	23374	5191
2014	7426	992	13.4%	28042	7793
2017	7353	1086	14.8%	30028	9030
2020	7179	1123	15.6%	34621	9795

（厚生労働省，医療施設調査，2022年1月19日）

表6　がん診療連携拠点病院現況報告（全般事項）（2021年度）

がん拠点病院の状況（全般）N=453				
病床数総数	平均±標準偏差	562.30	±	223.44
日本緩和医療学会専門医（常勤）	平均±標準偏差	0.3	±	0.6
がん看護専門看護師（常勤）	平均±標準偏差	1.2	±	1.7
がん性疼痛看護認定看護師常勤	平均±標準偏差	0.7	±	0.9
緩和ケア認定看護師（常勤）	平均±標準偏差	1.8	±	1.3
年間入院がん患者延べ数	平均±標準偏差	7859.7	±	15934.0
年間入院患者延べ数に占めるがん患者の割合	平均±標準偏差	26.6	±	16.0
年間外来がん患者延べ数	平均±標準偏差	66546.5	±	68744.5
年間院内死亡がん患者数	平均±標準偏差	189.7	±	150.2

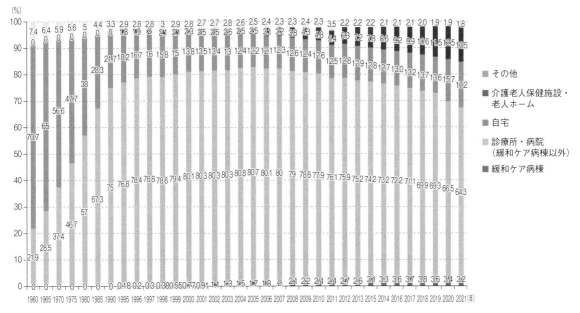

（厚生労働省，人口動態統計，2021 年度）

図 8　死亡場所の推移（全死因）

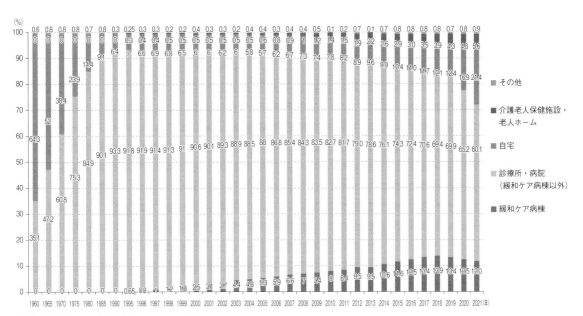

（厚生労働省，人口動態統計，2021 年度）

図 9　死亡場所の推移（がん）

表7　がん診療連携拠点病院現況報告（機能別）（2021年度）

	全体（n＝407）	
	n	%
症状緩和や医療用麻薬の院内マニュアル・院内クリティカルパスの整備	407	100%
緩和ケアチームの整備	407	100%
苦痛のスクリーニング体制	407	100%
スクリーニングされた患者への対応体制	407	100%
インフォームドコンセント：看護師や医療心理に携わる者等の同席	407	100%
インフォームドコンセント：初期治療内容のみならず長期的視野に立ち治療プロセス全体についての説明	407	100%
医療用麻薬等の鎮痛薬の初回使用等の医師からの説明，薬剤師や看護師等による服薬指導と自己管理指導	407	100%
緩和ケアチーム：週1回以上の頻度で，定期的に病棟ラウンドおよびカンファレンスの実施，必要に応じ主治医や病棟看護師	407	100%
緩和ケアチームの専任または専従の医師は，手術療法・化学療法・放射線治療等，がん診療に関するカンファレンスおよび病棟回診への参加，適切な助言，必要に応じて共同して診療計画の立案	407	100%
緩和ケアチーム：院内の診療従事者と連携し迅速かつ適切に緩和する体制を整備	407	100%
外来において専門的な緩和ケアを提供できる体制を整備している。なお，「外来において専門的な緩和ケアを提供できる体制」とは，医師による全人的かつ専門的な緩和ケアを提供する定期的な外来を指すものであり，疼痛のみに対応する外来や，診療する曜日等が定まっていない外来は含まない。また，外来診療日については，外来診療表等に明示し，患者の外来受診や地域の医療機関の紹介を円滑に行うことができる体制を整備している。− 緩和ケア外来の状況について別紙3に記入すること。	407	100%
緩和ケアチームの看護師の苦痛のスクリーニングの支援や専門的緩和ケアの提供に関する調整等，外来看護業務を支援・強化	407	100%
緩和ケアチームの専任の医師のがん診療に関するカンファレンスおよび病棟回診への参加	407	100%
院内の緩和ケアに係る情報を把握・分析，評価の実施	407	100%
緩和ケアチームへ看護師や薬剤師などから依頼できる体制	407	100%
緩和ケアチームへ依頼する手順の明確化と周知	407	100%
緩和ケアのリンクナースの配置	375	92%
患者や家族に対し，必要に応じて，アドバンス・ケア・プランニングを含めた意思決定支援を提供できる体制を整備している。	407	100%
緩和ケアについて患者・家族への情報提供	407	100%
主治医および看護師が緩和ケアチームと共に，退院後の居宅における緩和ケアに関する療養上必要な説明および指導	407	100%
地域の医療機関および在宅療養支援診療所等との連携協力体制を整備	407	100%
緩和ケア病棟の設置	130	32%
地域の緩和ケア提供体制について情報提供できる体制を整備	407	100%
院内での緩和ケアに関する治療が在宅診療でも継続して実施できる体制を整備	407	100%
主治医，緩和ケアチーム等の連携により療養場所等に関する意志決定支援と，地域の在宅診療に携わる医師や訪問看護師等と退院前カンファレンスの実施	407	100%
緩和ケアチーム：身体症状の緩和に携わる専門的な知識および技能を有する専任または専従の医師	407	100%
緩和ケアチーム：身体症状の緩和に携わる専門的な知識および技能を有する専任の医師	251	62%
緩和ケアチーム：身体症状の緩和に携わる専門的な知識および技能を有する専従の医師	312	77%
緩和ケアチーム：精神症状の緩和に携わる専門的な知識および技能を有する専任または専従の医師	407	100%
緩和ケアチーム：精神症状の緩和に携わる専門的な知識および技能を有する専任の医師	320	79%
緩和ケアチーム：精神症状の緩和に携わる専門的な知識および技能を有するは専従の医師	133	33%

表7　がん診療連携拠点病院現況報告（機能別）（2021 年度）（つづき）

	全体（n=407）	
	n	%
緩和ケアチーム：緩和ケアに携わる専門的な知識及び技能を有する専従の看護師	407	100%
緩和ケアチーム：専従の看護師はがん看護専門看護師，緩和ケア認定看護師，がん性疼痛看護認定看護師のいずれか	407	100%
緩和ケアチーム：薬剤師の配置	406	100%
緩和ケアチーム：医療心理に携わる者の配置	322	79%
当該2次医療圏の医師を対象とした緩和ケアに関する研修の実施	398	98%
看護師を対象としたがん看護に関する総合的な研修の実施	406	100%
地域を対象として，緩和ケアやがん教育をはじめとするがんに関する普及啓発	407	100%
緩和ケアに関係する自施設の情報の把握・評価，PDCA サイクルの確保	407	100%
都道府県内の拠点病院での情報共有と相互評価	407	100%

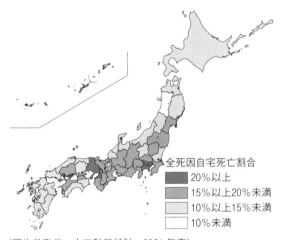

（厚生労働省，人口動態統計，2021 年度）

図 10　都道府県別自宅死割合（全死因）

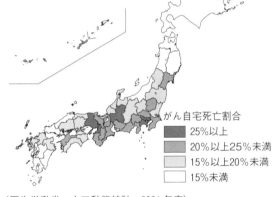

（厚生労働省，人口動態統計，2021 年度）

図 11　都道府県別自宅死割合（がん）

教育（A 過程）に特定行為研修を組み込んだ教育プログラム（B 課程）が開講した。2023 年 1 月 6 日現在，がん看護専門看護師 1,036 人，がん性疼痛認定看護師 739 人，緩和ケア認定看護師（A 課程）2,525 人，緩和ケア認定看護師（B 課程）129 人であり，これらの合計は 4,429 人であった。都道府県別の人口 10 万人対がん看護専門看護師，がん性疼痛認定看護師，緩和ケア認定看護師数の合計を図28 に示す。合計数が多い都道府県は山梨県 8.9 人，富山県 7.9 人，岩手県 5.7 人であり，少ない都道府県は埼玉県 2.1 人，茨城県 2.1 人，千葉県 2.5 人であった。

日本緩和医療学会のエンド・オブ・ライフ・ケア教育プログラムである ELNEC-J（The End-of-Life Nursing Education Consortium-Japan）の指導者数の推移を図29 に示す。2022 年 11 月 4 日現在，指導者は全国で 2,403 人であった。また，人口 10 万人対都道府県別 ELNEC-J 指導者数を図30 に示す。人口 10 万人対指導者数が多かった都道府県は島根県と富山県が 4.2 人，徳島県が 3.2 人であり，少なかった都道府県は埼玉県 1.0 人，静岡県 1.1 人，千葉県 1.2 人であった。

ELNEC-J 看護師教育コアカリキュラムの累積受講者数の推移を図31 に示す。2022 年 4 月 1 日における累積の受講者数の合計は 43,676 人であった。また，2022 年 4 月 1 日現在の人口 10 万人対都道府県別 ELNEC-J 看護師教育コアカリキュラムの累積受講者数を図32 に示す。人口 10 万人対

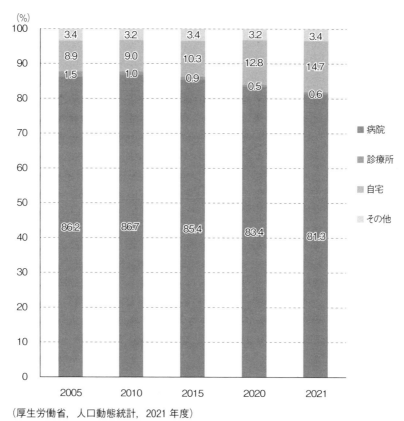

（厚生労働省，人口動態統計，2021 年度）

図 12　15 歳未満の死亡場所の推移（全死因）

受講者数が多かった都道府県は島根県 103.5 人，鹿児島県 100.6 人，岩手県 76.5 人であり，少なかった都道府県は静岡県 12.0 人，高知県 13.9 人，神奈川県 14.4 であった。

　日本緩和医療薬学会の緩和薬物療法認定薬剤師数の推移を図 33 に示す。2022 年 3 月現在，緩和薬物療法認定薬剤師数は全国で 772 人であった。2022 年 3 月現在の人口 10 万人対都道府県別緩和薬物療法認定薬剤師数を図 34 に示す。人口 10 万人対緩和薬物療法認定薬剤師数が多かった都道府県は島根県 1.20 人，広島県 1.12，石川県 1.07 人，であり，少なかった都道府県は，山梨県 0.12 人，宮崎県 0.19，福井県 0.26 人であった。

　日本緩和医療学会の会員数の推移を図 35 に示す。2022 年 12 月現在の総会員数は 12,237 人であり，昨年より 159 人減少した。職種別では医師が 6,467 人（53%），看護師が 4,232 人（35%），薬剤師が 901 人（7%）であった。

　日本サイコオンコロジー学会の会員数の推移を図 36 に示す。2022 年 9 月 1 日現在の総会員数は 1,733 人であり，医師が 831 人（48%），看護職が 372 人（21%），心理職が 354 人（20%）であった。

　日本がん看護学会の会員数の推移を図 37 に示す。2022 年 6 月現在の総会員数は 5,339 人であった。日本緩和医療薬学会の会員数の推移を図 38 に示す。2022 年 12 月 31 日現在会員数は 3,753 人であった。日本死の臨床研究会の会員数の推移を図 39 に示す。2022 年 9 月 1 日現在の会員数は 2,757 人であった。日本がんサポーティブケア学会会員数の推移を図 40 に示す。2022 年 12 月 16 日現在の会員数は 1,179 人であった。

診療報酬

　社会医療診療行為別調査に基づく緩和ケア診療加算，緩和ケア病棟入院料，がん性疼痛緩和指導

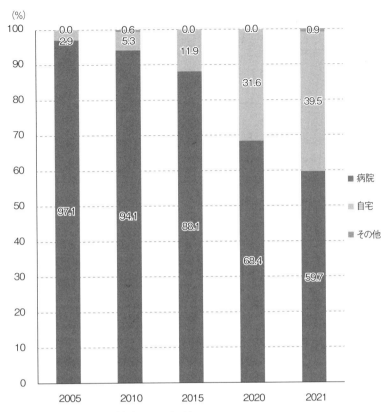

（厚生労働省，人口動態統計，2021 年度）

図 13 　15 歳未満の死亡場所の推移（がん）

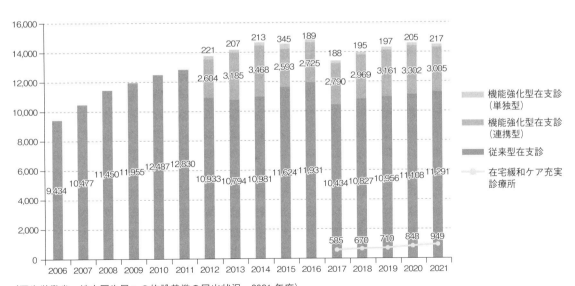

（厚生労働省，地方厚生局への施設基準の届出状況，2021 年度）
（日本ホスピス緩和ケア協会，2021 年度）

図 14 　在宅療養支援診療所数の推移

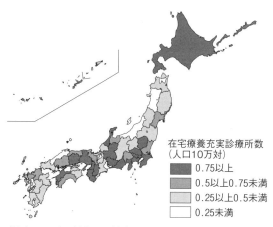

在宅療養充実診療所数
（人口10万対）
■ 0.75以上
■ 0.5以上0.75未満
□ 0.25以上0.5未満
□ 0.25未満

（日本ホスピス緩和ケア協会，2022年11月15日現在）
図15　在宅緩和ケア充実診療所（都道府県別）

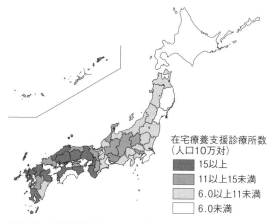

在宅療養支援診療所数
（人口10万対）
■ 15以上
■ 11以上15未満
□ 6.0以上11未満
□ 6.0未満

（厚生局，医療施設調査，2020年10月1日）
※医療施設調査は3年に1回実施
図16　都道府県別在宅療養支援診療所数

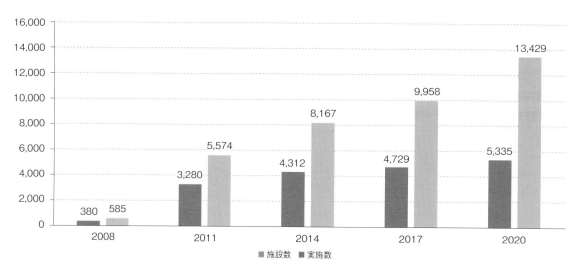

（厚生労働省，医療施設調査，2022年4月27日）
※医療施設調査（静態調査）は3年に1回実施
※一般診療所：在宅療養支援診療所の届け出をしていない診療所
図17　一般診療所における在宅看取りの実施数と施設数推移

管理料の算定数の全国推計の推移を**図41～図43**に示す。緩和ケア診療加算，緩和ケア病棟入院料については算定施設数が少なく，標本誤差の影響を受けることに注意する必要がある。

同じく社会医療診療行為別調査にもとづく在宅ターミナルケア加算，看取り加算，死亡診断加算の算定数を**図44**に示す。また，在宅がん医療総合診療料等を**図45**，在宅患者訪問看護・指導料等を**図46**，麻薬管理等閲する加算を**図47**，在宅悪性腫瘍患者指導管理料等を**図48**に示す。がん患者指導管理料について**図49**に示す。2016年度から新たに追加された在宅緩和ケア充実診療所・病院加算について**図50～図54**に示す。

また，2020年度NDBオープンデータに基づく都道府県別の診療報酬からの集計を**図55～図66**に示す。NDBオープンデータにもとづく人口10

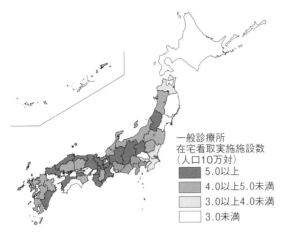

一般診療所
在宅看取実施施設数
（人口10万対）
　　5.0以上
　　4.0以上5.0未満
　　3.0以上4.0未満
　　3.0未満

（厚生労働省，医療施設調査，2022 年 4 月 27 日）
※医療施設調査は 3 年に 1 回実施
※一般診療所：在宅療養支援診療所の届け出をしていない診療所

図 18　一般診療所在宅看取り実施施設数（都道府県別）

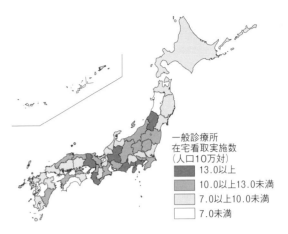

一般診療所
在宅看取実施数
（人口10万対）
　　13.0以上
　　10.0以上13.0未満
　　7.0以上10.0未満
　　7.0未満

（厚生労働省，医療施設調査，2022 年 4 月 27 日）
※医療施設調査は 3 年に 1 回実施
※一般診療所：在宅療養支援診療所の届け出をしていない診療所

図 19　一般診療所在宅看取り実施件数（都道府県別）

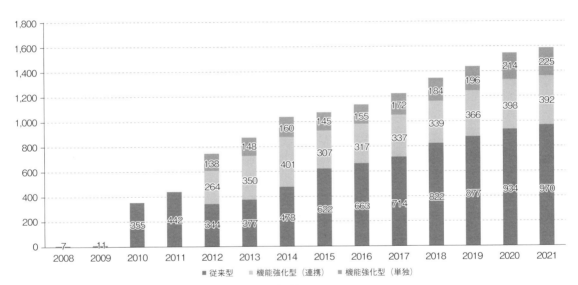

（厚生労働省，地方厚生局への施設基準の届出状況，2021 年度）

図 20　在宅療養支援病院数の推移

万対緩和ケア診療加算点数を**図 55**，NDB オープンデータに基づく人口 10 万対外来緩和ケア加算を**図 56**，NDB オープンデータに基づく緩和ケア病棟入院料 1（30 日以内）の全ての緩和ケア病棟入院料 1 に占める割合を**図 57**，NDB オープンデータに基づく緩和ケア病棟入院料 2（30 日以内）の全ての緩和ケア病棟入院料 2 に占める割合を**図 58**，NDB オープンデータに基づくがん性疼痛緩和指導料（外来）を**図 59**，同（入院）を**図 60** に示す。同様に NDB オープンデータに基づく人口 10 万対がん患者指導管理料 1～3（外来）を**図 61**～**図 64**，同（入院）を**図 65**～**図 67** に示す。

医療用麻薬

　人口千対医療用麻薬消費量（モルヒネ換算）の

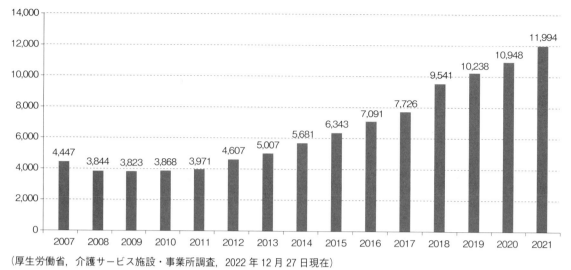

（厚生労働省，介護サービス施設・事業所調査，2022 年 12 月 27 日現在）

図21　訪問看護ステーション 24 時間対応体制加算届出事業数の推移

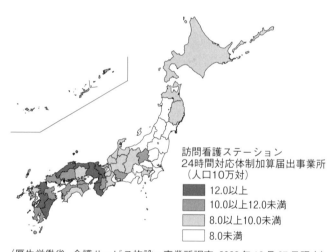

訪問看護ステーション
24時間対応体制加算届出事業所
（人口10万対）

■ 12.0以上
■ 10.0以上12.0未満
□ 8.0以上10.0未満
□ 8.0未満

（厚生労働省，介護サービス施設・事業所調査, 2022 年 12 月 27 日現在）

図22　都道府県別訪問看護ステーション 24 時間対応体制加算
　　　届け出事業所数

推移を図68 に示す。2021 年の人口千対モルヒネ換算消費量はモルヒネ1.2g，オキシコドン5.2g，フェンタニル24.8g であり，合計は31.2g であった。2021 年の都道府県別口千対医療用麻薬消費量（モルヒネ換算）を図69 に示す。人口千対消費量が多かった都道府県は北海道46.8g，福井県43.8g，鳥取県42.9g であり，少なかった都道府県は奈良県24.5g，三重県24.7g，京都府24.9g であった。

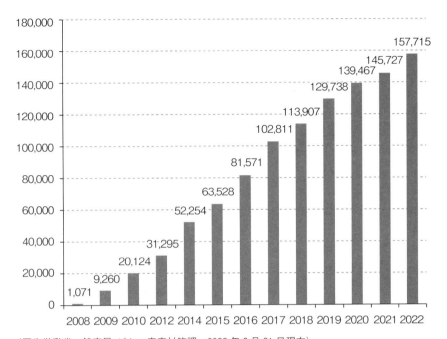

（厚生労働省，健康局 がん・疾病対策課，2022 年 3 月 31 日現在）

図 23 「がん診療に携わる医師に対する緩和ケア研修会」の終了者数の推移

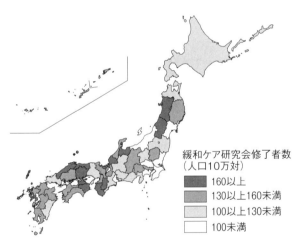

緩和ケア研究会修了者数
（人口10万対）
- 160以上
- 130以上160未満
- 100以上130未満
- 100未満

（厚生労働省，健康局 がん・疾病対策課, 2022 年 3 月 31 日現在）

図 24 都道府県別「がん診療に携わる医師に対する緩和
ケア研修会」の終了者数

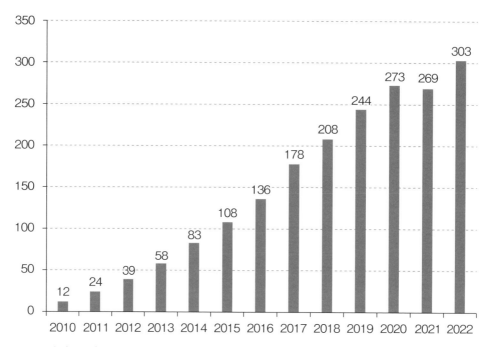

※ 2010 年度から専門医制度が開始
（日本緩和医療学会，2022 年 4 月 1 日現在）

図 25　日本緩和医療学会専門医数の推移

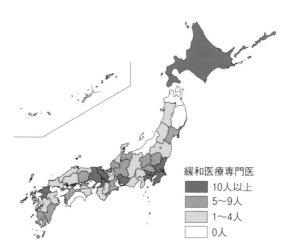

緩和医療専門医
■ 10 人以上
■ 5〜9 人
□ 1〜4 人
□ 0 人

（日本緩和医療学会，2022 年 4 月 1 日現在）

図 26　都道府県別日本緩和医療学会専門医数

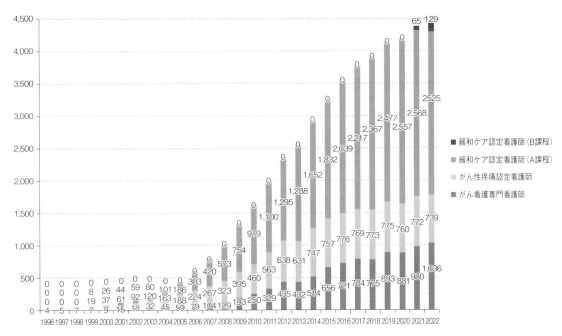

（日本看護協会，2023 年 1 月 6 日現在）

※ 2020 年より，現行の認定看護師教育（A 過程）に特定行為研修を組み込んだ教育プログラム（B 課程）が開講。

図 27　がん看護専門看護師，がん性疼痛認定看護師，緩和ケア認定看護師数の推移

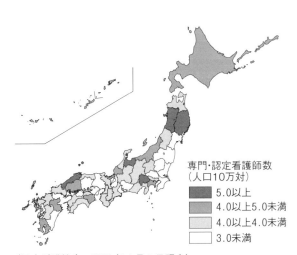

専門・認定看護師数
（人口10万対）
- 5.0以上
- 4.0以上5.0未満
- 4.0以上4.0未満
- 3.0未満

（日本看護協会，2023 年 1 月 6 日現在）

図 28　都道府県別がん看護専門看護師，がん性疼痛認定看護師，緩和ケア認定看護師数

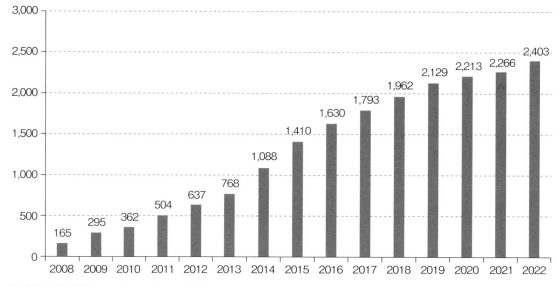

（日本緩和医療学会，2022 年 11 月 4 日現在）

図 29　ELNEC-J 指導者数の推移

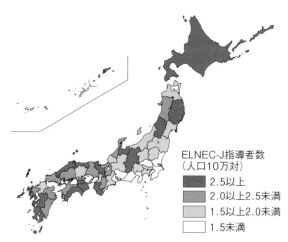

ELNEC-J指導者数
（人口10万対）

- 2.5以上
- 2.0以上2.5未満
- 1.5以上2.0未満
- 1.5未満

（日本緩和医療学会，2022 年 11 月 4 日現在）

図 30　都道府県別 ELNEC-J 指導者数

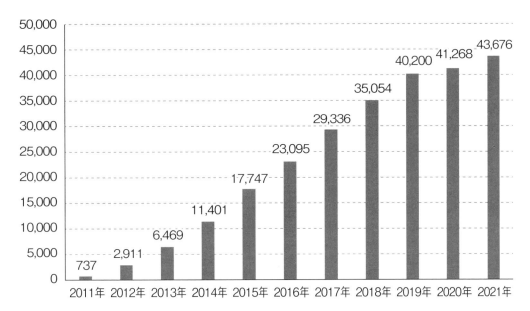

（日本緩和医療学会，2022 年 4 月 1 日現在）

図 31　ELNEC-J 受講者数の推移

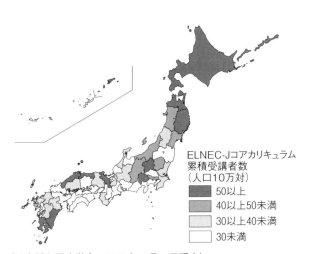

ELNEC-Jコアカリキュラム
累積受講者数
（人口10万対）
■ 50以上
▨ 40以上50未満
▢ 30以上40未満
□ 30未満

（日本緩和医療学会，2022 年 4 月 1 日現在）

図 32　都道府県別 ELNEC-J 受講者数

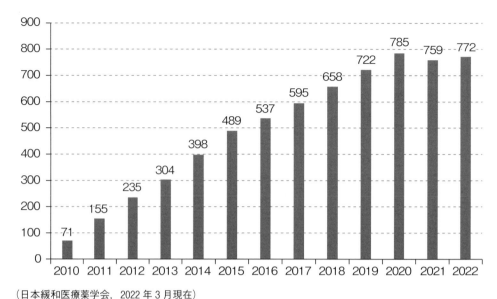

（日本緩和医療薬学会，2022年3月現在）

図 33　緩和薬物療法認定薬剤師の推移

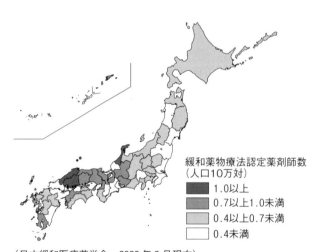

緩和薬物療法認定薬剤師数
（人口10万対）
- 1.0以上
- 0.7以上1.0未満
- 0.4以上0.7未満
- 0.4未満

（日本緩和医療薬学会，2022年3月現在）

図 34　都道府県別緩和薬物療法認定薬剤師数

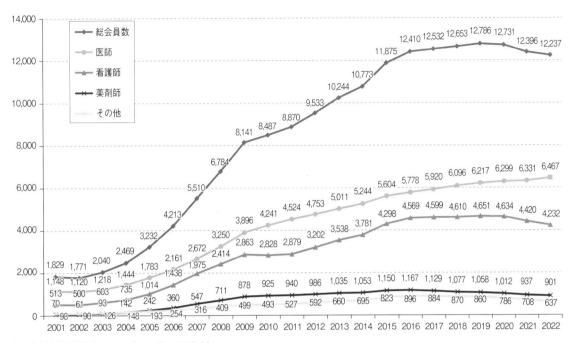

（日本緩和医療学会，2022 年 12 月 1 日現在）

図 35　日本緩和医療学会会員数の推移

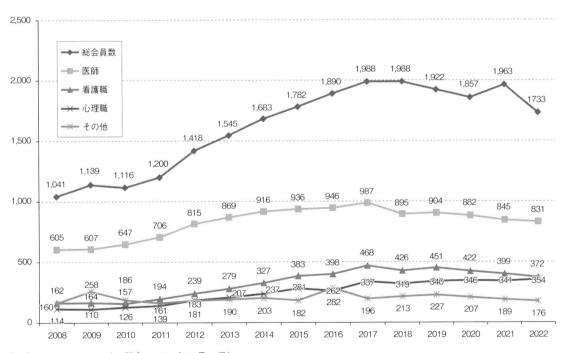

（日本サイコオンコロジー学会，2022 年 9 月 1 日）

図 36　日本サイコオンコロジー学会会員数の推移

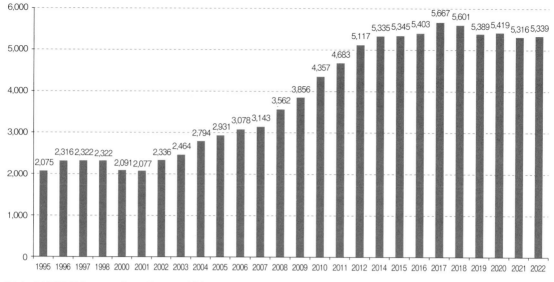

（日本がん看護学会，2022 年 12 月 31 日現在）

図 37　日本がん看護学会会員数の推移

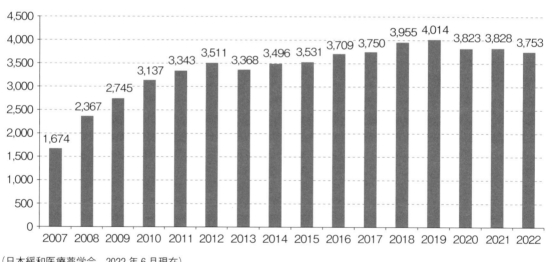

（日本緩和医療薬学会，2022 年 6 月現在）

図 38　日本緩和医療薬学会の会員数の推移

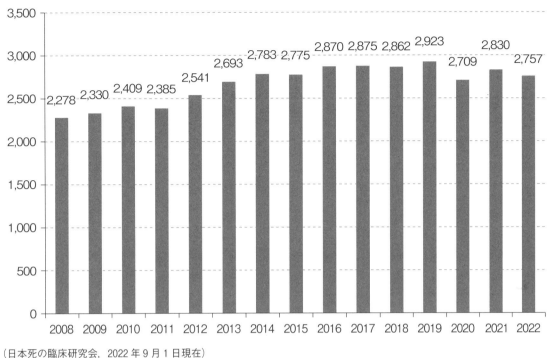

（日本死の臨床研究会，2022 年 9 月 1 日現在）
図 39　日本死の臨床研究会の会員数の推移

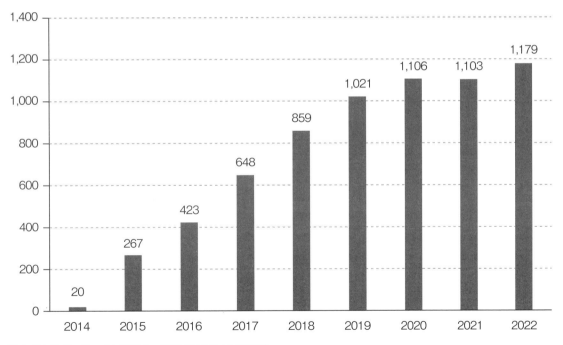

（日本がんサポーティブケア学会，2022 年 12 月 16 日現在）
図 40　日本がんサポーティブケア学会会員数の推移

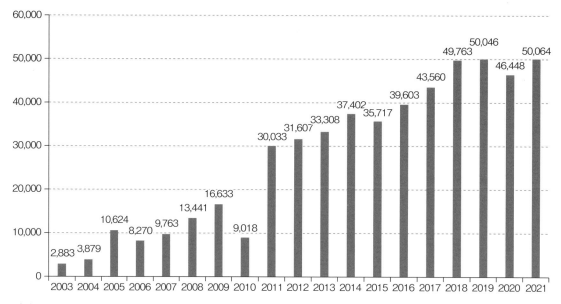

※各年6月審査分
（厚生労働省，社会医療診療行為別調査，2022年6月現在）
図41　社会医療診療行為別調査に基づく緩和ケア診療加算

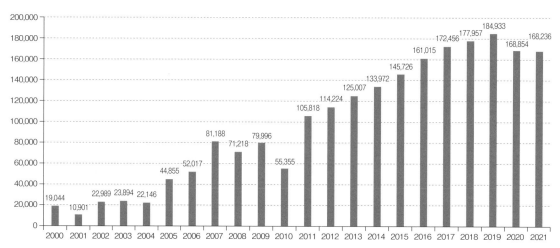

※各年6月審査分
（厚生労働省，社会医療診療行為別調査，2022年6月現在）
図42　社会医療診療行為別調査に基づく緩和ケア病棟入院料

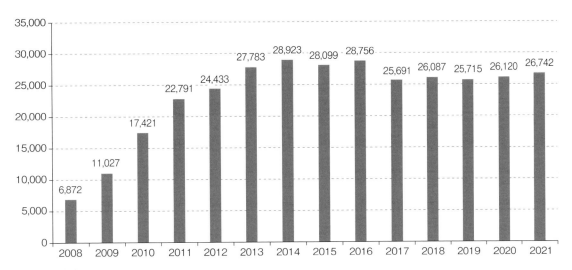

※各年6月審査分
（厚生労働省，社会医療診療行為別調査，2022年6月現在）

図43　社会医療診療行為別調査に基づくがん性疼痛緩和指導管理料

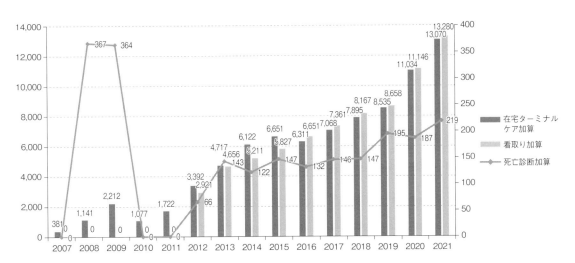

※各年6月審査分
（厚生労働省，社会医療診療行為別調査，2022年6月現在）

図44　社会医療診療行為別調査に基づく在宅患者訪問指導料

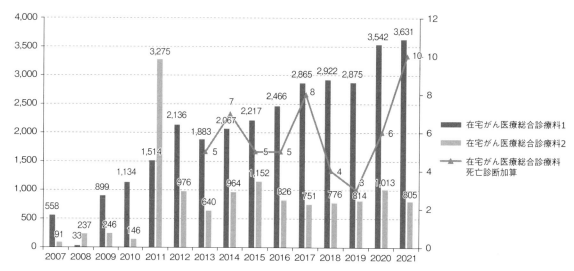

※ 2007 〜 2011 年は名称が「在宅末期医療総合診療料」であったが，2012 年以降は「在宅がん医療総合診療料」へ変更
※各年 6 月審査分
（厚生労働省，社会医療診療行為別調査，2022 年 6 月現在）

図 45　社会医療診療行為別調査に基づく在宅がん医療総合診療料等

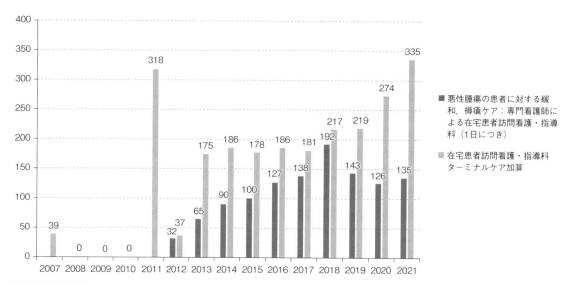

※各年 6 月審査分
＊在宅患者訪問看護・指導料ターミナルケア加算の改定の経過
2006 年　1 カ月以上訪問看護を実施⇒ 14 日以内に 2 回以上の訪問看護と改定
2010 年　医療機関に搬送され 24 時間以内に死亡した場合においても加算が取れるように改定
2012 年　14 日以内に 2 回以上の訪問⇒ 2 回目は死亡日の訪問看護と指導を含むと改定
2012 年 4 月　在宅患者訪問看護・指導料　緩和ケア・褥瘡ケア認定看護師　改定
（厚生労働省，社会医療診療行為別調査，202 年 6 月現在）

図 46　社会医療診療行為別調査に基づく在宅患者訪問看護・指導料等

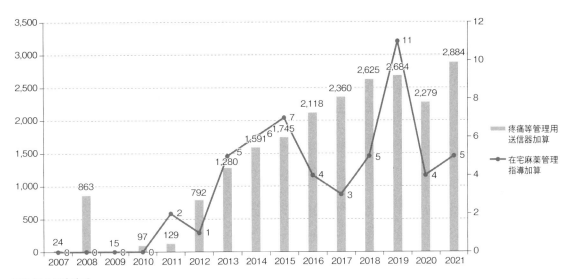

※各年6月審査分
（厚生労働省，社会医療診療行為別調査，2022年6月現在）
図47　社会医療診療行為別調査に基づく麻薬管理等関する加算

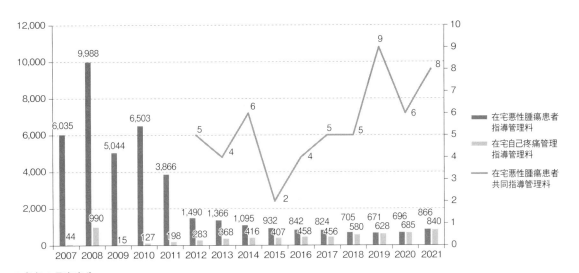

※各年6月審査分
（厚生労働省，社会医療診療行為別調査，2022年6月現在）
図48　社会医療診療行為別調査に基づく在宅悪性腫瘍患者指導管理料等

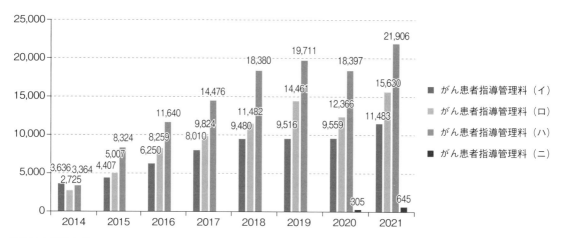

※各年6月審査分

　がん患者指導管理料イ：医師が看護師と共同して診療方針等を話し合い，その内容を文書等により提供した場合

　がん患者指導管理料ロ：医師又は看護師が心理的不安を軽減するための面接を行った場合

　がん患者指導管理料ハ：医師又は薬剤師が抗悪性腫瘍剤の投薬又は注射の必要性等について文書により説明を行った場合

　がん患者指導管理料ニ：医師が遺伝子検査の必要性等について文書により説明を行った場合

＊ 2014年　がん患者指導管理料が策定された（以前はがん患者カウンセリング料だったが，がん患者指導管理料2やがん患者指導管理料3の内容は含まれていなかった）

＊ 2018年　名称が「がん患者指導管理料1・2・3」から「がん患者指導管理料イ・ロ・ハ」に変更

＊ 2020年　がん指導管理料ニが追加

（厚生労働省，社会医療診療行為別調査，2022年6月現在）

図49　社会医療診療行為別調査に基づく在宅悪性腫瘍患者指導管理料等がん患者指導管理料

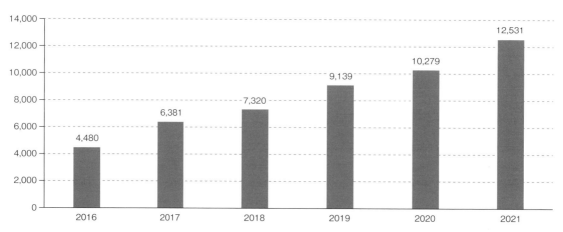

※各年6月審査分

（厚生労働省，社会医療診療行為別調査，2022年6月現在）

図50　在宅緩和ケア充実

診療所・病院加算─往診料（緊急，夜間・休日又は深夜の往診）

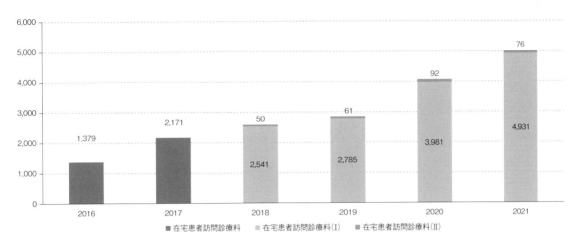

※各年6月審査分
※2018年より在宅患者訪問診療料は在宅患者訪問診療料（Ⅰ）と在宅患者訪問診療料（Ⅱ）に分割
（厚生労働省，社会医療診療行為別調査，2022年6月現在）

図51　在宅緩和ケア充実診療所・病院加算—在宅患者訪問診療料

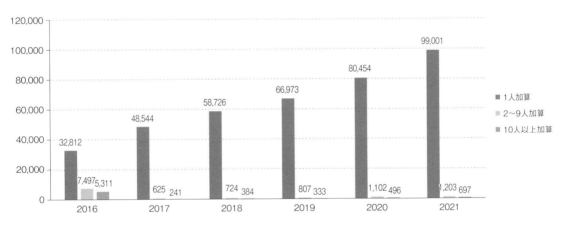

※各年6月審査分
（厚生労働省，社会医療診療行為別調査，2022年6月現在）

図52　在宅緩和ケア充実診療所・病院加算—在宅時医学総合管理料—

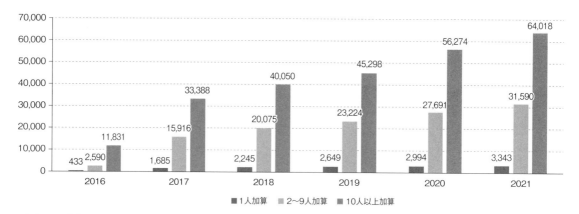

※各年6月審査分
（厚生労働省，社会医療診療行為別調査，2022年6月現在）
図53　在宅緩和ケア充実診療所・病院加算—施設入居時等医学総合管理料

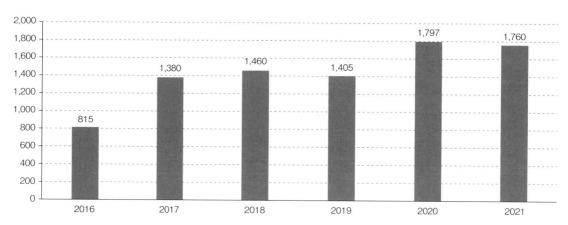

※各年6月審査分
（厚生労働省，社会医療診療行為別調査，2022年6月現在）
図54　在宅緩和ケア充実診療所・病院加算—在宅がん医療総合診療料

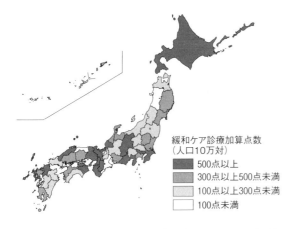

（厚生労働省，第 7 回 NDB オープンデータより，2020 年度）

図 55　NDB オープンデータに基づく都道府県別人口10 万対緩和ケア診療加算

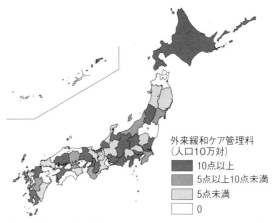

（厚生労働省，第 7 回 NDB オープンデータより，2020 年度）

図 56　NDB オープンデータに基づく都道府県別人口10 万対外来緩和ケア加算

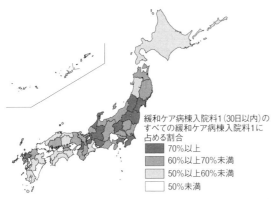

（厚生労働省，第 7 回 NDB オープンデータより，2020 年度）

図 57　NDB オープンデータに基づく緩和ケア病棟入院料 1（30 日以内）の全ての緩和ケア病棟入院料 1 に占める割合

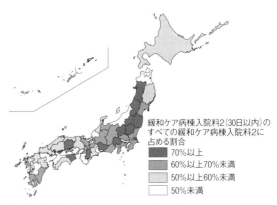

（厚生労働省，第 7 回 NDB オープンデータより，2020 年度）

図 58　NDB オープンデータに基づく緩和ケア病棟入院料 2（30 日以内）の全ての緩和ケア病棟入院料 2 に占める割合

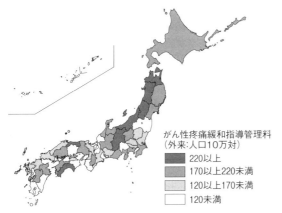

（厚生労働省，第 7 回 NDB オープンデータより，2020 年度）

図 59　NDB オープンデータに基づくがん性疼痛緩和指導料（外来）

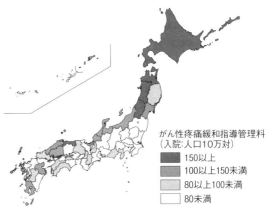

（厚生労働省，第 7 回 NDB オープンデータより，2020 年度）

図 60　NDB オープンデータに基づくがん性疼痛緩和指導料（入院）

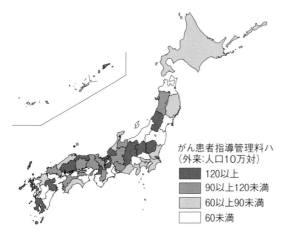

がん患者指導管理料ハ
（外来：人口10万対）
■ 120以上
▨ 90以上120未満
▨ 60以上90未満
□ 60未満

（厚生労働省，第7回NDBオープンデータより，2020年度）
図61 NDBオープンデータに基づく人口10万対が
ん患者指導管理料イ（外来）

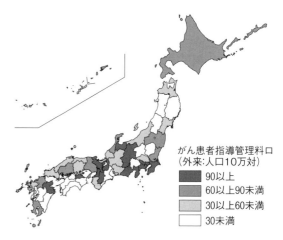

がん患者指導管理料ロ
（外来：人口10万対）
■ 90以上
▨ 60以上90未満
▨ 30以上60未満
□ 30未満

（厚生労働省，第7回NDBオープンデータより，2020年度）
図62 NDBオープンデータに基づく人口10万対が
ん患者指導管理料ロ（外来）

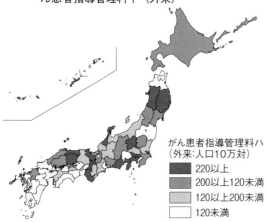

がん患者指導管理料ハ
（外来：人口10万対）
■ 220以上
▨ 200以上120未満
▨ 120以上200未満
□ 120未満

（厚生労働省，第7回NDBオープンデータより，2020年度）
図63 NDBオープンデータに基づく人口10万対が
ん患者指導管理料ハ（外来）

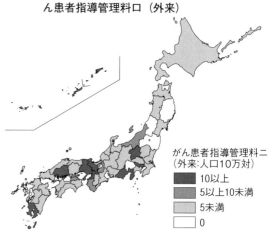

がん患者指導管理料ニ
（外来：人口10万対）
■ 10以上
▨ 5以上10未満
▨ 5未満
□ 0

（厚生労働省，第7回NDBオープンデータより，2020年度）
図64 NDBオープンデータに基づく人口10万対が
ん患者指導管理料ニ（外来）

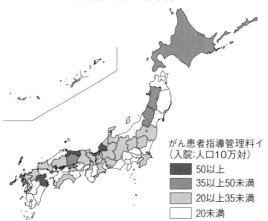

がん患者指導管理料イ
（入院：人口10万対）
■ 50以上
▨ 35以上50未満
▨ 20以上35未満
□ 20未満

（厚生労働省，第7回NDBオープンデータより，2020年度）
図65 NDBオープンデータに基づく人口10万対が
ん患者指導管理料イ（入院）

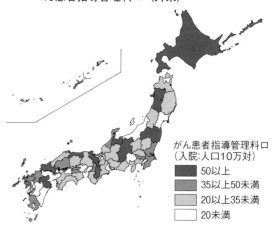

がん患者指導管理料ロ
（入院：人口10万対）
■ 50以上
▨ 35以上50未満
▨ 20以上35未満
□ 20未満

（厚生労働省，第7回NDBオープンデータより，2020年度）
図66 NDBオープンデータに基づく人口10万対が
ん患者指導管理料ロ（入院）

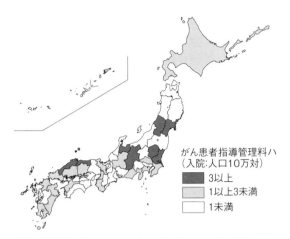

（厚生労働省, 第 7 回 NDB オープンデータより, 2020 年度）
図 67　NDB オープンデータに基づく人口 10 万対が
　　　ん患者指導管理料ハ（入院）

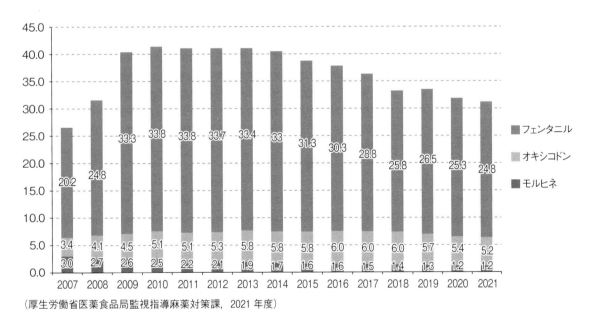

（厚生労働省医薬食品局監視指導麻薬対策課, 2021 年度）
図 68　人口千対おもな医療用麻薬消費量の推移(g)（モルヒネ換算）

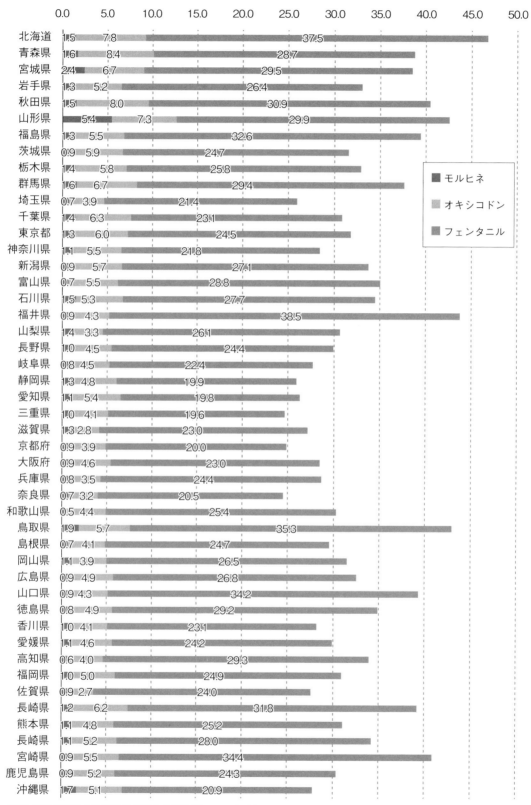

（厚生労働省医薬食品局監視指導麻薬対策課，2021年度）

図69　都道府県別人口千対おもな医療用麻薬消費量(g)（モルヒネ換算）

106

付表　本稿で用いた都道府県別データ

都道府県	人口 （単位　千人）	がん 死亡者数	緩和ケア病棟で死亡したがん患者の割合	自宅死亡割合 （全死因）	自宅死亡割合 （がん患者）	在宅療養支援診療所届出数 （人口10万対）	一般診療所在宅看取り実施施設数 （人口10万対）
年次	2021	2021	2021	2021	2021	2020	2020
総数	125502	381505	12.0%	15.0%	21.4%	11.6	4.3
北海道	5183	20136	12.7%	13.3%	14.3%	5.8	2.5
青森	1221	5135	10.1%	13.0%	10.6%	6.8	3.5
岩手	1196	4523	21.9%	11.8%	9.3%	5.9	2.8
宮城	2290	6969	6.5%	17.5%	22.7%	5.9	2.5
秋田	945	4136	10.8%	9.9%	6.2%	8.1	4.4
山形	1055	3864	2.0%	14.4%	19.8%	8.5	5.3
福島	1812	6367	7.4%	15.8%	17.0%	9.1	4.5
茨城	2852	8920	13.7%	14.9%	17.8%	6.8	3.0
栃木	1921	5811	10.8%	18.3%	22.1%	8.0	4.7
群馬	1927	5993	11.3%	14.8%	19.6%	12.9	5.0
埼玉	7340	20576	7.2%	18.3%	23.4%	6.8	2.6
千葉	6275	17808	9.3%	19.4%	23.3%	5.8	3.0
東京都	14010	34341	11.6%	23.7%	30.7%	11.1	3.7
神奈川	9236	24792	7.6%	22.5%	31.1%	9.5	4.1
新潟	2177	7866	8.6%	10.7%	7.7%	6.1	4.2
富山	1025	3589	7.4%	13.9%	18.8%	6.6	4.8
石川	1125	3509	4.7%	14.2%	19.0%	13.3	4.2
福井	760	2387	12.1%	14.6%	15.5%	7.5	4.1
山梨	805	2556	12.1%	15.8%	20.8%	8.4	4.1
長野	2033	6268	16.2%	15.3%	18.4%	12.7	6.8
岐阜	1961	6301	11.9%	18.4%	28.2%	13.6	7.0
静岡	3608	10920	5.0%	17.5%	21.9%	9.8	4.6
愛知	7517	20031	15.1%	17.5%	22.4%	11.2	4.3
三重	1756	5436	18.9%	16.8%	22.7%	10.5	5.5
滋賀	1411	3571	16.9%	18.0%	21.2%	10.9	5.1
京都	2561	7739	17.7%	18.7%	22.0%	13.5	5.6
大阪	8806	26681	10.8%	20.9%	25.2%	20.1	5.0
兵庫	5432	16830	12.7%	20.9%	27.1%	16.9	5.9
奈良	1315	4145	6.8%	18.5%	24.1%	12.3	4.9
和歌山	914	3297	2.2%	16.6%	22.7%	18.8	7.9
鳥取	549	1965	12.5%	14.7%	16.7%	14.9	6.7
島根	665	2544	14.0%	12.5%	13.9%	17.6	8.4
岡山	1876	5675	14.3%	14.4%	16.9%	16.5	4.9
広島	2780	8320	14.8%	15.5%	17.2%	20.1	4.9
山口	1328	4909	15.0%	13.4%	14.4%	10.9	5.3
徳島	712	2490	5.0%	12.1%	15.8%	20.6	4.2
香川	942	3005	11.3%	16.6%	18.9%	13.7	5.3
愛媛	1321	4472	14.1%	16.8%	20.1%	15.1	5.3
高知	684	2614	22.7%	12.9%	16.7%	5.6	2.9
福岡	5124	15860	26.0%	14.0%	17.5%	15.2	4.0
佐賀	806	2674	17.1%	11.9%	15.7%	16.0	4.0
長崎	1297	4739	16.7%	13.3%	8.9%	21.7	4.3
熊本	1728	5560	20.8%	12.1%	14.3%	12.8	4.3
大分	1114	3789	11.8%	11.1%	15.2%	17.1	4.2
宮崎	1061	3513	14.1%	10.4%	12.4%	10.4	5.6
鹿児島	1576	5348	9.5%	12.2%	14.7%	16.9	4.2
沖縄	1468	3453	15.2%	17.6%	21.9%	6.0	2.0

※一部のデータにおいて集計結果が10未満の場合は「-」で表示（10未満の箇所が1箇所の場合は10以上の最小値をすべて「-」で表示）

107

付表　本稿で用いた都道府県別データ（つづき①）

一般診療所在宅看取り実施件数（人口10万対）	在宅緩和ケア充実診療所数（人口10万対）	訪問看護ステーション24時間対応体制加算（人口10万対）	緩和ケア研修会修了者数（人口10万対）	緩和医療専門医数	がん専門看護師数	がん性疼痛認定看護師数	緩和ケア認定看護師数（A日程）
2020	2022	2021	2022	2022	2022	2022	2022
10.7	0.89	9.6	125.7	302	1036	730	2467
7.1	0.87	9.4	114.8	10	64	21	137
8.3	0.41	9.9	126.9	0	4	2	31
8.3	0.33	8.9	151.2	0	10	5	49
9.3	0.66	7.2	85.1	6	15	12	36
6.7	0.11	7.2	212.3	1	11	3	32
14.1	0.28	7.0	176.4	1	7	5	21
11.0	0.44	7.1	115.6	3	6	9	27
9.4	0.74	6.3	96.9	10	10	4	43
11.8	0.78	6.1	132.8	5	16	8	27
12.8	0.47	10.6	102.9	4	25	5	43
9.4	0.86	6.7	62.1	6	19	23	107
10.9	1.23	6.2	89.5	11	34	29	89
11.1	1.42	8.6	145.5	51	163	72	237
14.9	1.72	8.2	94.8	17	92	79	208
10.7	0.09	5.7	85.3	1	21	13	56
7.5	0.68	7.4	223.2	8	15	6	53
9.2	1.24	9.9	150.7	2	9	11	23
7.2	0.26	9.9	194.5	5	10	9	13
8.8	0.62	6.1	138.4	1	4	6	62
11.8	0.34	8.4	139.4	1	10	14	52
17.5	0.92	9.4	125.3	8	17	17	24
13.8	0.86	6.3	101.9	3	30	18	66
11.3	1.10	10.2	116.1	17	46	91	63
12.8	0.40	9.2	112.0	5	21	13	20
9.9	0.35	8.5	140.3	4	8	8	21
10.9	0.70	12.5	150.3	12	29	15	43
11.2	1.03	15.2	134.6	23	72	77	137
13.0	0.85	12.7	128.0	26	52	25	78
9.8	1.14	11.0	160.9	3	10	9	26
14.1	0.77	16.4	214.8	1	7	7	13
12.9	0.55	12.2	180.1	3	4	2	12
12.9	0.15	12.6	257.3	2	6	2	25
9.9	0.85	8.6	161.7	7	17	11	22
8.3	0.58	10.8	148.4	3	24	15	75
9.3	0.30	10.5	123.3	2	7	8	25
7.6	0.42	11.7	170.1	2	14	4	10
10.5	0.32	10.0	171.1	1	10	6	21
11.1	0.76	11.5	132.8	4	8	5	33
5.6	0.58	9.5	144.4	0	17	2	6
8.0	0.70	12.8	140.8	14	37	17	142
9.3	0.62	9.3	137.8	0	4	2	16
7.4	0.46	9.7	160.6	3	7	6	42
6.5	0.41	12.8	152.3	4	5	10	53
9.1	0.27	11.8	141.2	1	15	6	29
10.7	0.47	12.4	119.5	5	9	3	16
7.0	0.44	10.4	136.4	5	4	8	51
5.4	0.75	10.0	135.7	1	11	5	52

付表　本稿で用いた都道府県別データ（つづき②）

都道府県	緩和ケア認定看護師数（B 日程）	専門・認定看護師数合計	ELNEC-J指導者数	ELNEC-J指導者数（人口10万対）	ELNEC-J看護師教育コアカリキュラム累積受講者数	ELNEC-J看護師教育コアカリキュラム累積受講者数（人口10万対）	緩和薬物療法認定薬剤師数	緩和薬物療法認定薬剤師数（人口10万対）
年次	2022	2022	2022	2022	2022	2022	2022	2022
総数	129	4362	2403	1.91	43676	34.8	772	0.62
北海道	8	230	134	2.59	3350	64.6	35	0.68
青森	0	37	23	1.88	737	60.4	5	0.41
岩手	4	68	32	2.68	915	76.5	7	0.59
宮城	3	66	41	1.79	1065	46.5	8	0.35
秋田	2	48	20	2.12	428	45.3	3	0.32
山形	0	33	28	2.65	381	36.1	6	0.57
福島	5	47	29	1.60	496	27.4	5	0.28
茨城	1	60	39	1.37	1072	37.6	10	0.35
栃木	3	54	31	1.61	883	46.0	8	0.42
群馬	1	74	33	1.71	999	51.8	10	0.52
埼玉	3	152	77	1.05	1238	16.9	33	0.45
千葉	4	156	76	1.21	1942	30.9	23	0.37
東京都	12	484	273	1.95	5707	40.7	85	0.61
神奈川	14	393	159	1.72	1334	14.4	60	0.65
新潟	0	90	40	1.84	925	42.5	10	0.46
富山	7	81	43	4.20	216	21.1	7	0.68
石川	0	43	23	2.04	387	34.4	12	1.07
福井	1	33	14	1.84	191	25.1	2	0.26
山梨	0	72	15	1.86	607	75.4	1	0.12
長野	2	78	55	2.71	833	41.0	14	0.69
岐阜	3	61	30	1.53	736	37.5	17	0.87
静岡	5	119	40	1.11	432	12.0	19	0.53
愛知	5	205	102	1.36	1642	21.8	72	0.96
三重	0	54	34	1.94	487	27.7	6	0.34
滋賀	1	38	29	2.06	454	32.2	10	0.71
京都	7	94	80	3.12	1415	55.3	22	0.86
大阪	8	294	157	1.78	2262	25.7	67	0.76
兵庫	5	160	125	2.30	2078	38.3	43	0.79
奈良	0	45	30	2.28	318	24.2	5	0.38
和歌山	1	28	23	2.52	291	31.8	5	0.66
鳥取	1	19	16	2.91	385	70.1	5	0.91
島根	0	33	28	4.21	688	103.5	8	1.20
岡山	2	52	34	1.81	452	24.1	16	0.85
広島	1	115	56	2.01	1038	37.3	31	1.12
山口	4	44	27	2.03	296	22.3	4	0.30
徳島	1	29	23	3.23	188	26.4	3	0.42
香川	0	37	25	2.65	193	20.5	5	0.53
愛媛	1	47	29	2.20	381	28.8	10	0.76
高知	1	26	20	2.92	95	13.9	3	0.44
福岡	3	199	94	1.83	1944	37.9	33	0.64
佐賀	3	25	16	1.99	251	31.1	5	0.62
長崎	3	58	32	2.47	456	35.2	7	0.54
熊本	0	68	45	2.60	666	38.5	8	0.46
大分	2	52	24	2.15	347	31.1	5	0.45
宮崎	0	28	24	2.26	604	56.9	2	0.19
鹿児島	1	64	49	3.11	1585	100.6	12	0.76
沖縄	1	69	26	1.77	286	19.5	4	0.27

付表　本稿で用いた都道府県別データ（つづき③）

緩和ケア診療加算（人口10万対）	外来緩和ケア加算（人口10万対）：外来*	緩和ケア病棟入院料1（30日以内）割合	緩和ケア病棟入院料2（30日以内）割合*	がん性疼痛緩和指導管理料（人口10万対）：外来	がん性疼痛緩和指導管理料（人口10万対）：入院	がん患者指導管理料イ（人口10万対）：外来	がん患者指導管理料ロ（人口10万対）：外来
2020	2020	2020	2020	2020	2020	2020	2020
494.9	12.7	65.1	59.5	175.9	84.5	88.1	117.0
765.2	32.0	59.5	52.7	204.3	161.8	67.8	86.9
378.5	–	66.4	51.5	290.2	173.5	48.2	94.9
343.4	2.3	64.2	59.5	207.3	90.3	62.6	22.5
385.0	8.4	74.6	65.8	181.1	119.0	55.7	41.7
30.4	1.9	52.3	74.9	324.7	256.6	98.0	27.7
281.1	26.1	82.3	70.5	311.2	195.8	161.3	37.3
155.6	–	70.7	71.4	107.5	59.9	42.2	90.5
307.7	22.2	65.6	67.7	149.3	54.0	77.0	99.6
226.3	4.6	65.4	78.0	159.6	49.8	136.7	105.3
214.7	13.1	82.3	70.6	214.1	79.3	186.3	72.3
83.3	2.9	65.5	69.1	157.4	46.3	41.5	50.4
482.1	7.1	73.1	69.0	193.5	73.9	75.2	143.1
905.9	16.7	67.3	58.3	160.8	72.2	74.2	235.8
483.1	16.8	72.3	62.1	214.0	49.5	70.8	178.2
46.5	8.6	60.9	45.5	266.3	148.9	48.6	39.2
298.1	18.8	65.4	68.6	190.0	107.7	103.1	93.0
439.0	2.0	71.9	56.9	206.3	121.0	70.3	132.2
1322.0	46.3	68.1	–	80.7	118.3	135.8	44.7
388.5	2.6	–	71	51.8	22.5	23.7	18.5
626.9	16.4	64.3	60.0	233.9	70.9	126.5	162.7
287.5	0.6	75.2	60.1	173.6	70.5	113.9	56.6
455.4	13.8	63.7	64.5	193.7	86.8	66.9	133.6
388.2	15.2	73.7	70.1	164.3	70.3	98.8	65.1
60.7	2.2	54.2	56.3	138.5	50.6	55.5	26.5
275.1	3.4	70.5	68.3	115.1	87.2	123.3	193.4
749.8	3.6	67.8	63.1	142.7	76.8	117.2	234.4
864.7	20.3	70.0	60.5	167.5	95.1	139.8	171.2
533.3	18.7	68.4	58.8	197.3	85.8	98.2	109.0
522.2	19.0	68.8	77.7	188.3	81.2	78.8	133.5
528.7	9.0	64.4	–	100.3	77.0	31.5	52.1
24.2	–	55.2	59.4	259.4	188.3	303.1	116.2
1006.0	–	57.1	59.6	159.7	119.8	62.3	69.6
319.9	9.2	56.7	70.1	119.9	76.8	109.6	55.8
396.1	10.6	64.5	58.9	217.4	114.7	150.7	84.0
67.2	3.5	38.6	57.9	161.7	86.7	90.7	73.6
526.1	3.7	58.4	77.5	95.8	64.6	45.8	29.5
680.1	9.7	60.4	29.0	135.9	84.7	115.1	140.9
317.5	32.0	56.6	40.2	201.7	98.8	113.6	33.0
231.4	–	55.9	58.4	226.6	94.3	73.2	12.0
641.4	13.9	61.3	52.8	134.1	62.8	74.3	80.3
407.2	4.1	74.7	53.6	136.7	61.7	51.5	146.0
1128.0	5.5	61.0	52.9	162.0	133.4	132.1	45.1
154.7	7.1	50.1	48.8	184.0	82.8	33.2	14.7
281.7	–	57.9	55.9	172.1	116.4	146.1	266.8
154.3	3.1	–	63.3	109.0	78.3	48.0	17.9
292.8	12.2	56.3	60.6	110.5	113.1	120.7	68.6
154.3	–	51.7	51.6	133.9	58.2	69.0	67.7

付表　本稿で用いた都道府県別データ（つづき④）

都道府県	がん患者指導管理料ハ（人口10万対）：外来	がん患者指導管理料ニ（人口10万対）：外来	がん患者指導管理料イ（人口10万対）：入院	がん患者指導管理料ロ（人口10万対）：入院	がん患者指導管理料ハ（人口10万対）：入院*	がん患者指導管理料ニ（人口10万対）：入院*	おもな医療用麻薬使用量：モルヒネ（g/千人）
年次	2020	2020	2020	2020	2020	2020	2021
総数	214.8	6.5	23.6	35.9	1.5	0.1	1.1
北海道	215.6	2.9	49.3	62.0	1.8	–	1.5
青森	68.6	2.8	16.1	30.4	0.9	–	1.6
岩手	267.7	–	18.1	21.2	–	–	2.4
宮城	209.6	3.7	15.1	18.3	4.3	–	1.5
秋田	319.3	3.4	46.7	66.3	–	–	1.5
山形	203.7	–	48.5	21.3	4.7	–	5.4
福島	72.2	–	34.5	63.3	–	–	1.3
茨城	131.3	4.7	15.0	36.0	3.0	–	0.9
栃木	234.3	3.0	28.5	25.6	6.1	–	1.4
群馬	253.7	17.6	25.8	27.2	–	–	1.6
埼玉	135.1	1.4	9.5	7.7	2.0	–	0.7
千葉	230.3	4.0	22.1	41.5	2.1	–	1.4
東京都	294.0	8.1	15.7	42.8	0.8	0.1	1.3
神奈川	279.8	4.2	14.0	30.2	2.1	–	1.1
新潟	150.3	8.1	11.1	16.4	0.8	–	0.9
富山	145.2	3.2	33.8	51.7	3.1	–	0.7
石川	280.1	1.2	21.2	37.4	–	–	1.5
福井	175.7	4.5	50.5	26.1	–	–	0.9
山梨	45.3	–	9.8	9.6	–	–	1.2
長野	200.9	2.0	27.0	63.1	3.9	–	1.3
岐阜	143.0	1.0	23.3	30.1	2.3	–	1.0
静岡	265.0	9.6	16.5	21.0	1.0	–	1.3
愛知	214.3	4.9	22.1	31.0	0.8	0.1	1.1
三重	137.9	4.8	20.6	33.5	–	–	1.0
滋賀	239.5	8.3	25.1	34.6	0.9	–	1.3
京都	304.0	12.6	29.0	62.7	1.2	0.7	0.9
大阪	268.6	10.6	29.4	47.1	1.1	0.2	0.9
兵庫	186.4	12.4	24.1	29.9	0.4	–	0.8
奈良	180.2	4.3	13.1	61.7	–	–	0.7
和歌山	332.9	5.6	6.6	25.2	1.4	–	0.5
鳥取	286.5	3.1	51.9	59.2	17.1	–	1.9
島根	209.0	2.7	19.5	21.4	3.0	–	0.7
岡山	260.7	1.3	37.4	24.7	2.8	–	1.1
広島	214.7	28.4	34.9	39.0	1.0	–	0.9
山口	107.2	3.9	32.2	57.8	1.1	–	1.0
徳島	82.4	4.4	11.2	21.8	–	–	0.8
香川	171.4	9.6	26.6	45.1	–	–	1.0
愛媛	166.8	1.1	17.0	28.0	1.0	–	1.0
高知	93.3	2.6	21.3	25.0	–	–	0.6
福岡	221.1	2.5	31.4	35.1	1.0	–	1.0
佐賀	100.0	–	28.8	36.4	–	–	0.9
長崎	137.7	–	43.4	42.3	–	–	1.2
熊本	91.2	1.1	15.5	17.2	0.6	–	1.1
大分	119.8	2.3	80.1	67.9	2.1	–	1.1
宮崎	93.4	3.1	12.3	16.6	2.8	–	1.0
鹿児島	105.3	25.6	19.6	31.3	2.3	–	0.9
沖縄	264.4	36.7	22.0	37.3	–	–	1.7

付表　本稿で用いた都道府県別データ（つづき⑤）

都道府県	医療用麻薬使用量：オキシコドン（g/千人）	医療用麻薬使用量：フェンタニル（g/千人）	おもな医療用麻薬使用量：合計（g/千人）
年次	2021	2021	2021
総数	6.1	26.0	33.2
北海道	7.8	37.5	46.8
青森	8.4	28.7	38.8
岩手	6.7	29.5	38.5
宮城	5.2	26.4	33.0
秋田	8.0	30.9	40.5
山形	7.3	29.9	42.6
福島	5.5	32.6	39.4
茨城	5.9	24.8	31.5
栃木	5.8	25.8	32.9
群馬	6.7	29.4	37.7
埼玉	3.9	21.4	26.0
千葉	6.3	23.1	30.8
東京都	6.0	24.5	31.8
神奈川	5.5	21.8	28.4
新潟	5.7	27.1	33.7
富山	5.5	28.8	35.0
石川	5.3	27.7	34.5
福井	4.3	38.5	43.8
山梨	3.3	26.1	30.6
長野	4.5	24.4	29.9
岐阜	4.5	22.4	27.7
静岡	4.8	19.9	25.9
愛知	5.4	19.8	26.3
三重	4.1	19.6	24.7
滋賀	2.8	23.0	27.2
京都	3.9	20.0	24.9
大阪	4.6	23.0	28.5
兵庫	3.5	24.4	28.7
奈良	3.2	20.5	24.5
和歌山	4.4	25.4	30.3
鳥取	5.7	35.3	42.9
島根	4.1	24.7	29.5
岡山	3.9	26.5	31.5
広島	4.9	26.8	32.5
山口	4.3	34.2	39.3
徳島	4.9	29.2	34.9
香川	4.1	23.1	28.2
愛媛	4.6	24.2	29.9
高知	4.0	29.3	33.9
福岡	5.0	24.9	30.9
佐賀	2.7	24.0	27.6
長崎	6.2	31.8	39.2
熊本	4.8	25.2	31.0
大分	5.2	28.0	34.2
宮崎	5.5	34.4	40.9
鹿児島	5.2	24.3	30.4
沖縄	5.1	20.9	27.8

2．2022年度 ホスピス緩和ケア週間

安部奈津子

（日本ホスピス緩和ケア協会 事務局）

　日本ホスピス緩和ケア協会では，「世界ホスピス緩和ケアデー（World Hospice and Palliative Care Day）」を最終日とした1週間（2022年度は10月2〜8日）を「ホスピス緩和ケア週間」とし，緩和ケアの啓発普及活動に取り組んでいる。

　第17回目となった本年も，引き続き動画による啓発普及活動を行うこととし，主催の3団体（日本ホスピス緩和ケア協会，日本緩和医療学会，日本死の臨床研究会）に加え，緩和ケア関連14団体にチラシ（図1）を配信し，ホスピス緩和ケアをテーマにした動画を募集した。北海道から九州まで，全国各地の施設・団体より，緩和ケア病棟や地域緩和ケアセンターの紹介，訪問診療の様子，いのちについて考えるミュージカルや演奏会の様子など，26の動画が寄せられた（表1）。

　動画はYouTubeに開設した「ホスピス緩和ケア週間チャンネル」で公開し，2022年9月から2023年2月までに延べ7,300回の動画再生があった（図2）。また，日本ホスピス緩和ケア協会に加盟する施設の病棟案内や活動紹介などの動画については，ウェブサイトの会員名簿からリンクを貼り，利用を検討している方がすぐに動画へアクセスできるようにしている。

　なお，ホスピス緩和ケア週間の関連企画として，独自にパネル展示や病院ライトアップなどの企画を開催した施設もあった。

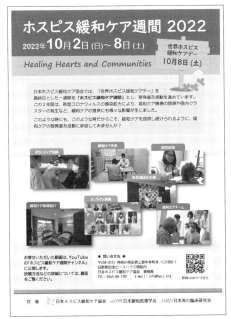
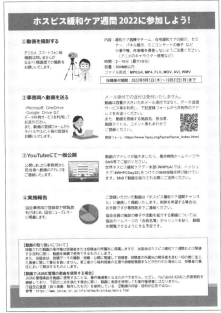

図1　2022年度ホスピス緩和ケア週間　動画募集チラシ（表面・裏面）

表1　動画の内容

①施設紹介・緩和ケア病棟紹介	15
②緩和ケアチームの活動・外来・在宅支援の様子	5
③オンライン講座・研究会	2
④音楽演奏，合唱，演劇	2
⑤患者・家族の言葉やメッセージの紹介	1
⑥その他	1
合　計	26

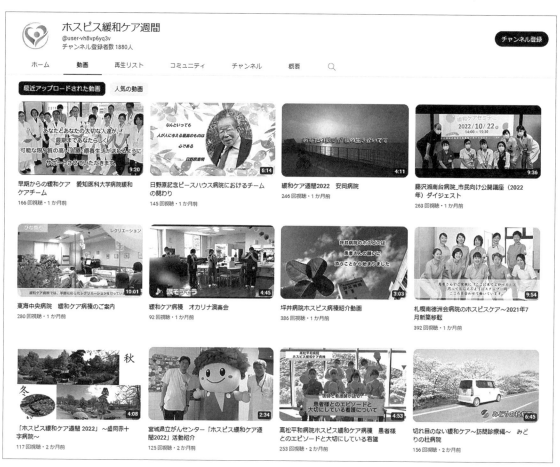

図2　ホスピス緩和ケア週間チャンネル

2023年度の世界ホスピス緩和ケアデーは，「Compassionate Communities：Together for Palliative Care」をテーマとして，10月14日に予定されており，10月8〜14日をホスピス緩和ケア週間として実施する予定である。

3. 緩和ケア関連の資料

A．がん診療連携拠点病院等指定一覧

〔PCU：緩和ケア病棟入院料届出受理施設，PCT：緩和ケア診療加算届出受理施設，
協会会員：日本ホスピス緩和ケア協会会員施設〕（2023 年 2 月 27 日現在）

【都道府県がん診療連携拠点病院】

No	都道府県	PCU	PCT	協会会員	医療機関名
1	北海道	○	○	○	独立行政法人国立病院機構　北海道がんセンター
2	青森県		○		青森県立中央病院
3	岩手県	○	○	○	岩手医科大学附属病院
4	宮城県	○	○	○	宮城県立がんセンター
5		○	○	○	東北大学病院
6	秋田県		○		秋田大学医学部附属病院
7	山形県	○	○	○	山形県立中央病院
8	福島県	○	○	○	福島県立医科大学附属病院
9	茨城県	○	○	○	茨城県立中央病院
10	栃木県	○	○	○	栃木県立がんセンター
11	群馬県		○		群馬大学医学部附属病院
12	埼玉県	○		○	埼玉県立がんセンター
13	千葉県	○	○	○	千葉県がんセンター
14	東京都	○	○		東京都立駒込病院
15		○	○	○	公益財団法人がん研究会　有明病院
16	神奈川県	○	○	○	神奈川県立がんセンター
17	新潟県	○	○	○	新潟県立がんセンター新潟病院
18	富山県	○	○	○	富山県立中央病院
19	石川県		○		金沢大学附属病院
20	福井県	○	○	○	福井県立病院
21	山梨県	○		○	山梨県立中央病院
22	長野県		○	○	信州大学医学部附属病院
23	岐阜県		○		岐阜大学医学部附属病院
24	静岡県	○	○		静岡県立静岡がんセンター
25	愛知県		○		愛知県がんセンター
26	三重県		○		三重大学医学部附属病院
27	滋賀県	○	○	○	滋賀県立総合病院
28	京都府	○	○		京都府立医科大学附属病院

No	都道府県	PCU	PCT	協会 会員	医療機関名
29	京都府		○	○	京都大学医学部附属病院
30	大阪府		○		大阪国際がんセンター
31	兵庫県		○	○	兵庫県立がんセンター
32	奈良県		○		奈良県立医科大学附属病院
33	和歌山県		○	○	和歌山県立医科大学附属病院
34	鳥取県		○		鳥取大学医学部附属病院
35	島根県	○	○		島根大学医学部附属病院
36	岡山県		○		岡山大学病院
37	広島県		○		広島大学病院
38	山口県		○		山口大学医学部附属病院
39	徳島県		○		徳島大学病院
40	香川県		○		香川大学医学部附属病院
41	愛媛県	○	○	○	独立行政法人国立病院機構　四国がんセンター
42	高知県		○	○	高知大学医学部附属病院
43	福岡県		○		独立行政法人国立病院機構　九州がんセンター
44			○	○	九州大学病院
45	佐賀県		○		佐賀大学医学部附属病院
46	長崎県		○		長崎大学病院
47	熊本県		○	○	熊本大学病院
48	大分県		○		大分大学医学部附属病院
49	宮崎県		○		宮崎大学医学部附属病院
50	鹿児島県		○		鹿児島大学病院
51	沖縄県		○		琉球大学病院
	計	22	49	25	51 病院

【地域がん診療連携拠点病院（高度型）】

No	都道府県	PCU	PCT	協会 会員	医療機関名
1	宮城県		○		大崎市民病院
2			○		石巻赤十字病院
3	山形県		○		日本海総合病院
4	茨城県		○		筑波大学附属病院
5	埼玉県		○		埼玉医科大学総合医療センター
6			○		埼玉医科大学国際医療センター
7	千葉県	○	○		船橋市立医療センター
8		○	○	○	総合病院国保旭中央病院
9	東京都	○	○	○	ＮＴＴ東日本関東病院
10			○		独立行政法人国立病院機構　東京医療センター
11			○	○	慶應義塾大学病院

No	都道府県	PCU	PCT	協会会員	医療機関名
12	東京都		○	○	帝京大学医学部附属病院
13			○		武蔵野赤十字病院
14	神奈川県		○		横浜市立大学附属病院
15			○		聖マリアンナ医科大学病院
16			○		北里大学病院
17			○	○	東海大学医学部付属病院
18			○		藤沢市民病院
19	新潟県		○		長岡赤十字病院
20	富山県		○		富山大学附属病院
21		○	○		厚生連高岡病院
22	長野県		○	○	諏訪赤十字病院
23	岐阜県		○		大垣市民病院
24	静岡県		○	○	静岡県立総合病院
25			○	○	藤枝市立総合病院
26			○		浜松医科大学医学部附属病院
27			○		磐田市立総合病院
28	愛知県	○	○	○	藤田医科大学病院
29	三重県	○		○	伊勢赤十字病院
30	滋賀県		○		滋賀医科大学医学部附属病院
31	大阪府		○		大阪大学医学部附属病院
32			○		大阪医科薬科大学病院
33			○		関西医科大学附属病院
34			○	○	八尾市立病院
35			○		近畿大学病院
36			○		大阪労災病院
37		○	○	○	市立岸和田市民病院
38		○	○		大阪市立総合医療センター
39	兵庫県		○	○	神戸大学医学部附属病院
40			○		兵庫医科大学病院
41			○		姫路赤十字病院
42			○		加古川中央市民病院
43	和歌山県	○	○	○	日本赤十字社和歌山医療センター
44	島根県	○	○	○	松江市立病院
45	広島県		○		広島市立広島市民病院
46		○	○	○	福山市民病院
47	徳島県		○		徳島県立中央病院
48	香川県	○	○	○	香川県立中央病院
49			○		香川労災病院
50	福岡県		○		独立行政法人国立病院機構　九州医療センター
51			○	○	久留米大学病院
52		○	○	○	北九州市立医療センター
53	佐賀県	○	○	○	佐賀県医療センター好生館
54	大分県		○		大分県立病院
55	鹿児島県		○		鹿児島市立病院
	計	14	54	21	55 病院

117

【地域がん診療連携拠点病院】

No	都道府県	PCU	PCT	協会会員	医療機関名
1	北海道		○	○	市立函館病院
2			○	○	市立札幌病院
3		○		○	日鋼記念病院
4					王子総合病院
5		○	○	○	旭川厚生病院
6		○	○	○	北見赤十字病院
7		○	○		ＪＡ北海道厚生連 帯広厚生病院
8			○		函館五稜郭病院
9		○	○	○	ＫＫＲ札幌医療センター
10		○	○	○	恵佑会札幌病院
11			○		札幌医科大学附属病院
12			○	○	手稲渓仁会病院
13			○		北海道大学病院
14			○		旭川医科大学病院
15			○		市立旭川病院
16		○	○	○	釧路労災病院
17			○		砂川市立病院
18			○	○	市立釧路総合病院
19		○	○	○	札幌厚生病院
20			○		小樽市立病院
21	青森県		○		弘前大学医学部附属病院
22		○	○	○	八戸市立市民病院
23	岩手県		○		岩手県立中央病院
24		○			岩手県立中部病院
25		○		○	岩手県立磐井病院
26					岩手県立宮古病院
27					岩手県立二戸病院
28					岩手県立胆沢病院
29			○		岩手県立大船渡病院
30					岩手県立久慈病院
31					岩手県立釜石病院
32	宮城県		○	○	独立行政法人国立病院機構　仙台医療センター
33			○	○	東北労災病院
34			○		東北医科薬科大学病院
35	秋田県		○		大館市立総合病院
36					秋田厚生医療センター
37			○		秋田赤十字病院
38	山形県		○		山形大学医学部附属病院
39			○		公立置賜総合病院
40					山形市立病院済生館
41					山形県立新庄病院
42	福島県		○		総合南東北病院
43					太田西ノ内病院
44		○	○	○	竹田綜合病院
45					白河厚生総合病院
46		○	○		いわき市医療センター
47	茨城県	○	○		日立総合病院

No	都道府県	PCU	PCT	協会会員	医療機関名
48	茨城県	◯		◯	総合病院土浦協同病院
49		◯	◯	◯	筑波メディカルセンター病院
50			◯		東京医科大学茨城医療センター
51		◯		◯	友愛記念病院
52		◯	◯		独立行政法人国立病院機構　水戸医療センター
53			◯		ひたちなか総合病院
54	栃木県	◯	◯	◯	自治医科大学附属病院
55		◯	◯	◯	栃木県済生会宇都宮病院
56			◯		獨協医科大学病院
57		◯	◯	◯	足利赤十字病院
58			◯		那須赤十字病院
59	群馬県	◯	◯	◯	前橋赤十字病院
60			◯		独立行政法人国立病院機構　高崎総合医療センター
61		◯	◯	◯	独立行政法人国立病院機構　渋川医療センター
62		◯	◯	◯	公立富岡総合病院
63		◯		◯	伊勢崎市民病院
64			◯		桐生厚生総合病院
65		◯		◯	群馬県立がんセンター
66	埼玉県		◯		春日部市立医療センター
67			◯		公立藤岡総合病院
68			◯		獨協医科大学埼玉医療センター
69			◯	◯	さいたま赤十字病院
70		◯	◯		さいたま市立病院
71			◯		川口市立医療センター
72		◯	◯	◯	独立行政法人国立病院機構　埼玉病院
73		◯	◯		深谷赤十字病院
74			◯		埼玉県済生会川口総合病院
75			◯		自治医科大学附属さいたま医療センター
76		◯	◯	◯	戸田中央総合病院
77		◯	◯	◯	上尾中央総合病院
78	千葉県		◯		千葉大学医学部附属病院
79		◯	◯		独立行政法人国立病院機構　千葉医療センター
80			◯		東京歯科大学市川総合病院
81			◯		順天堂大学医学部附属浦安病院
82			◯		東京慈恵会医科大学附属柏病院
83			◯		松戸市立総合医療センター
84			◯		日本医科大学千葉北総病院
85			◯	◯	医療法人鉄蕉会　亀田総合病院
86		◯	◯	◯	国保直営総合病院　君津中央病院
87			◯		千葉労災病院
88	東京都		◯		東京大学医学部附属病院
89			◯		日本医科大学付属病院
90		◯	◯	◯	聖路加国際病院
91			◯		東京都立墨東病院
92		◯	◯	◯	日本赤十字社医療センター
93			◯		日本大学医学部附属板橋病院
94			◯		青梅市立総合病院
95			◯		杏林大学医学部付属病院
96			◯	◯	順天堂大学医学部附属順天堂医院

No	都道府県	PCU	PCT	協会会員	医療機関名
97	東京都		○	○	昭和大学病院
98			○		東京医科大学病院
99			○		国立国際医療研究センター病院
100			○	○	東京都立多摩総合医療センター
101			○		公立昭和病院
102			○		東京慈恵会医科大学附属病院
103			○		国家公務員共済組合連合会　虎の門病院
104			○	○	東邦大学医療センター大森病院
105		○	○		東京医科歯科大学病院
106			○		独立行政法人国立病院機構　災害医療センター
107			○		東京医科大学八王子医療センター
108			○		東海大学医学部付属八王子病院
109	神奈川県		○		横浜労災病院
110		○	○	○	横浜市立市民病院
111		○	○	○	川崎市立井田病院
112			○		川崎市立川崎病院
113			○		横須賀共済病院
114					湘南鎌倉総合病院
115		○	○		神奈川県厚生農業協同組合連合会 相模原協同病院
116			○	○	小田原市立病院
117		○	○	○	昭和大学横浜市北部病院
118		○	○	○	横浜市立みなと赤十字病院
119			○		大和市立病院
120			○		恩賜財団済生会　横浜市東部病院
121			○		横浜市立大学附属市民総合医療センター
122			○		関東労災病院
123			○		昭和大学藤が丘病院
124		○	○		新百合ヶ丘総合病院
125	新潟県		○		新潟県立新発田病院
126			○		新潟市民病院
127			○		新潟大学医歯学総合病院
128			○		長岡中央綜合病院
129			○		魚沼基幹病院
130					新潟県立中央病院
131	富山県				黒部市民病院
132			○		市立砺波総合病院
133	石川県		○		独立行政法人国立病院機構　金沢医療センター
134			○		石川県立中央病院
135			○		金沢医科大学病院
136		○	○	○	国民健康保険小松市民病院
137	福井県		○		福井大学医学部附属病院
138		○	○	○	福井赤十字病院
139		○	○	○	福井県済生会病院
140					独立行政法人国立病院機構　敦賀医療センター
141	山梨県		○	○	山梨大学医学部附属病院
142	長野県		○		佐久総合病院　佐久医療センター
143			○	○	相澤病院
144			○		長野赤十字病院

No	都道府県	PCU	PCT	協会会員	医療機関名
145	長野県		○	○	長野市民病院
146					伊那中央病院
147	岐阜県		○		岐阜県総合医療センター
148			○		岐阜市民病院
149		○	○	○	中濃厚生病院
150		○	○	○	岐阜県立多治見病院
151					高山赤十字病院
152	静岡県		○		順天堂大学医学部附属静岡病院
153			○		静岡市立静岡病院
154		○	○	○	聖隷三方原病院
155			○		聖隷浜松病院
156			○		浜松医療センター
157	愛知県		○		独立行政法人国立病院機構　名古屋医療センター
158			○		名古屋大学医学部附属病院
159			○		独立行政法人地域医療機能推進機構　中京病院
160			○		名古屋市立大学病院
161		○	○	○	日本赤十字社愛知医療センター名古屋第一病院
162			○		日本赤十字社愛知医療センター名古屋第二病院
163			○		名古屋市立大学医学部附属西部医療センター
164		○	○	○	海南病院
165			○		公立陶生病院
166			○	○	愛知医科大学病院
167		○	○	○	一宮市立市民病院
168		○	○	○	小牧市民病院
169		○	○	○	豊田厚生病院
170		○	○	○	安城更生病院
171			○		豊橋市民病院
172		○	○	○	岡崎市民病院
173			○		半田市立半田病院
174	三重県				松阪中央総合病院
175		○	○	○	鈴鹿中央総合病院
176					市立四日市病院
177	滋賀県		○		大津赤十字病院
178					市立長浜病院
179		○		○	彦根市立病院
180	京都府				市立福知山市民病院
181		○	○	○	京都桂病院
182		○	○	○	京都市立病院
183			○		京都第一赤十字病院
184			○		京都第二赤十字病院
185		○	○	○	独立行政法人国立病院機構　京都医療センター
186			○		京都岡本記念病院
187					京都府立医科大学附属北部医療センター
188		○		○	宇治徳洲会病院
189	大阪府		○		市立豊中病院
190		○	○	○	市立東大阪医療センター
191					独立行政法人国立病院機構　大阪南医療センター
192		○	○	○	大阪赤十字病院

No	都道府県	PCU	PCT	協会会員	医療機関名
193	大阪府		○		大阪公立大学医学部附属病院
194			○	○	独立行政法人国立病院機構　大阪医療センター
195			○	○	大阪急性期・総合医療センター
196			○		堺市立総合医療センター
197		○	○	○	和泉市立総合医療センター
198	兵庫県		○		神戸市立医療センター中央市民病院
199			○		関西労災病院
200			○		近畿中央病院
201			○		市立伊丹病院
202					西脇市立西脇病院
203		○			独立行政法人国立病院機構　姫路医療センター
204					赤穂市民病院
205		○			公立豊岡病院組合立豊岡病院
206		○		○	兵庫県立丹波医療センター
207			○		兵庫県立淡路医療センター
208			○		神戸市立西神戸医療センター
209			○		神鋼記念病院
210			○		兵庫県立尼崎総合医療センター
211	奈良県		○		奈良県総合医療センター
212		○			天理よろづ相談所病院
213			○		近畿大学奈良病院
214					市立奈良病院
215	和歌山県				紀南病院
216					公立那賀病院
217					橋本市民病院
218		○	○	○	南和歌山医療センター
219	鳥取県	○			鳥取県立中央病院
220					鳥取県立厚生病院
221			○		松江赤十字病院
222			○		島根県立中央病院
223		○		○	独立行政法人国立病院機構　浜田医療センター
224	岡山県	○		○	岡山済生会総合病院
225		○	○	○	岡山赤十字病院
226			○		独立行政法人国立病院機構　岡山医療センター
227		○	○	○	倉敷中央病院
228		○	○	○	川崎医科大学附属病院
229					津山中央病院
230	広島県	○	○	○	県立広島病院
231		○			広島赤十字・原爆病院
232					JA 広島総合病院
233		○	○	○	独立行政法人国立病院機構　呉医療センター
234			○		独立行政法人国立病院機構　東広島医療センター
235			○	○	独立行政法人国立病院機構　福山医療センター
236					市立三次中央病院
237					広島市立安佐市民病院
238					尾道総合病院
239	山口県	○		○	独立行政法人国立病院機構　岩国医療センター
240					周東総合病院

No	都道府県	PCU	PCT	協会会員	医療機関名
241	山口県	○		○	独立行政法人地域医療機能推進機構　徳山中央病院
242			○		山口県立総合医療センター
243					山口県済生会下関総合病院
244	徳島県		○		徳島赤十字病院
245		○	○	○	徳島市民病院
246	香川県			○	三豊総合病院
247			○		高松赤十字病院
248	愛媛県	○			住友別子病院
249		○		○	済生会今治病院
250			○		愛媛大学医学部附属病院
251			○		愛媛県立中央病院
252			○		松山赤十字病院
253				○	市立宇和島病院
254	高知県		○	○	高知県・高知市病院企業団立　高知医療センター
255					高知県立幡多けんみん病院
256	福岡県		○		福岡県済生会福岡総合病院
257			○		福岡大学病院
258			○		国家公務員共済組合連合会　浜の町病院
259		○	○		公立学校共済組合　九州中央病院
260			○		独立行政法人国立病院機構　福岡東医療センター
261		○	○	○	聖マリア病院
262		○	○	○	飯塚病院
263			○		九州労災病院
264		○	○	○	独立行政法人地域医療機能推進機構　九州病院
265			○		産業医科大学病院
266			○		戸畑共立病院
267					大牟田市立病院
268			○		社会保険田川病院
269			○		医療法人　原三信病院
270			○		福岡赤十字病院
271			○		福岡和白病院
272	佐賀県				唐津赤十字病院
273		○			独立行政法人国立病院機構　嬉野医療センター
274	長崎県		○		長崎みなとメディカルセンター
275		○			日本赤十字社長崎原爆病院
276			○		佐世保市総合医療センター
277			○		独立行政法人国立病院機構　長崎医療センター
278					長崎県島原病院
279	熊本県				熊本赤十字病院
280			○	○	独立行政法人国立病院機構　熊本医療センター
281			○		済生会熊本病院
282					荒尾市民病院
283		○		○	独立行政法人地域医療機能推進機構　人吉医療センター
284	大分県		○		独立行政法人国立病院機構　別府医療センター
285					大分赤十字病院
286		○		○	大分県済生会日田病院
287		○			中津市立中津市民病院

No	都道府県	PCU	PCT	協会会員	医療機関名
288	宮崎県				宮崎県立宮崎病院
289	鹿児島県		○		独立行政法人国立病院機構　鹿児島医療センター
290					済生会川内病院
291			○		公益社団法人昭和会いまきいれ総合病院
292	沖縄県		○		沖縄県立中部病院
293			○		那覇市立病院
	計	91	215	95	293 病院

【地域がん診療連携拠点病院（特例型）】

No	都道府県	PCU	PCT	協会会員	医療機関名
1	栃木県		○		上都賀総合病院
2	長野県		○		飯田市立病院
3	岐阜県		○		中部国際医療センター
4	福岡県		○		公立八女総合病院
5	熊本県		○		熊本労災病院
6	宮崎県		○		都城医療センター
	計	0	6	0	6 病院

【国立がん研究センター】

No	都道府県	PCU	PCT	協会会員	医療機関名
1			○		国立がん研究センター中央病院
2		○	○	○	国立がん研究センター東病院
	計	1	2	1	2 病院

【特定領域がん診療連携拠点病院】

No	都道府県	PCU	PCT	協会会員	医療機関名
1	鹿児島県	○	○	○	相良病院
	計	1	1	1	1 病院

【地域がん診療病院】

No.	都道府県名	PCU	PCT	協会会員	医療機関名	グループ指定先医療機関名
1	北海道				北海道中央労災病院	独立行政法人国立病院機構　北海道がんセンター
2 3	青森県		○		十和田市立中央病院 むつ総合病院	青森県立中央病院 青森県立中央病院
4	宮城県	○		○	みやぎ県南中核病院	東北大学病院宮城県立がんセンター
5 6 7 8 9 10	秋田県	○		○	北秋田市民病院 能代厚生医療センター 由利組合総合病院 雄勝中央病院 大曲厚生医療センター 平鹿総合病院	秋田厚生医療センター 秋田厚生医療センター 秋田赤十字病院 秋田厚生医療センター 秋田厚生医療センター 秋田厚生医療センター
11	茨城県				小山記念病院	茨城県立中央病院独立行政法人国立病院機構　水戸医療センター
12	栃木県				芳賀赤十字病院	自治医科大学附属病院
13	千葉県	○		○	さんむ医療センター	千葉県がんセンター総合病院国保旭中央病院
14	東京都		○		東京女子医科大学附属足立医療センター	東京都立駒込病院
15	新潟県				佐渡総合病院	新潟大学医歯学総合病院新潟県立がんセンター新潟病院
16 17	山梨県				山梨厚生病院 富士吉田市立病院	山梨県立中央病院 山梨大学医学部附属病院
18 19 20 21	長野県	○	○ ○ ○	○	北信総合病院 独立行政法人国立病院機構　信州上田医療センター 長野県立木曽病院 北アルプス医療センターあづみ病院	長野赤十字病院 信州大学医学部附属病院 信州大学医学部附属病院 信州大学医学部附属病院
22 23	静岡県				国際医療福祉大学熱海病院 富士市立中央病院	静岡県立静岡がんセンター 静岡県立静岡がんセンター
24 25	滋賀県	○		○	公立甲賀病院 高島市民病院	滋賀医科大学医学部附属病院 大津赤十字病院
26 27	京都府		○		京都中部総合医療センター 京都山城総合医療センター	京都府立医科大学附属病院 京都府立医科大学附属病院
28	奈良県				南奈良総合医療センター	奈良県立医科大学附属病院
29 30	岡山県				高梁中央病院 金田病院	川崎医科大学附属病院岡山大学病院 独立行政法人国立病院機構　岡山医療センター津山中央病院
31 32	山口県				長門総合病院 都志見病院	山口大学医学部附属病院 山口大学医学部附属病院
33	徳島県	○		○	徳島県立三好病院	徳島県立中央病院
34	高知県				高知県立あき総合病院	高知大学医学部附属病院
35 36	福岡県	○	○	○	福岡大学筑紫病院 朝倉医師会病院	福岡大学病院 久留米大学病院
37	鹿児島県	○		○	出水郡医師会広域医療センター	済生会川内病院

No.	都道府県名	PCU	PCT	協会会員	医療機関名	グループ指定先医療機関名
38	鹿児島県	○		○	独立行政法人国立病院機構　南九州病院	独立行政法人国立病院機構　鹿児島医療センター
39					県民健康プラザ鹿屋医療センター	鹿児島大学病院
40					種子島医療センター	鹿児島大学病院
41					鹿児島県立薩南病院	鹿児島大学病院
42					鹿児島県立大島病院	鹿児島大学病院
43	沖縄県				北部地区医師会病院	琉球大学病院
44			○		沖縄県立八重山病院	沖縄県立中部病院
45			○		沖縄県立宮古病院	沖縄県立中部病院
		9	9	9	45 病院	

（参考：厚生労働省ウェブサイト〔https://www.mhlw.go.jp/content/000616849.pdf〕がん診療連携拠点病院等の一覧表，2021 年 8 月 1 日現在）

Ｂ．緩和ケア診療加算届出受理施設一覧

〔拠点病院：がん診療連携拠点病院等，算定開始日については厚生局の掲載による〕

都道府県	数	拠点病院	施　設　名	算定開始日
北海道	29	○	札幌厚生病院	2020 年 4 月 1 日
		○	市立札幌病院	2010 年 4 月 1 日
		○	札幌医科大学附属病院	2011 年 8 月 1 日
			天使病院	2019 年 3 月 1 日
			勤医協中央病院	2018 年 4 月 1 日
		○	ＫＫＲ札幌医療センター	2020 年 6 月 1 日
			札幌北楡病院	2019 年 12 月 1 日
		○	手稲渓仁会病院	2014 年 5 月 1 日
			社会医療法人恵佑会札幌病院	2022 年 9 月 1 日
			斗南病院	2021 年 7 月 1 日
		○	函館五稜郭病院	2018 年 10 月 1 日
			函館中央病院	2020 年 9 月 1 日
		○	市立函館病院	2018 年 6 月 1 日
			北海道済生会小樽病院	2020 年 4 月 1 日
		○	小樽市立病院	2019 年 3 月 1 日
		○	市立旭川病院	2020 年 5 月 1 日
		○	旭川厚生病院	2019 年 11 月 1 日
			市立室蘭総合病院	2018 年 4 月 1 日
		○	釧路労災病院	2019 年 9 月 1 日
		○	市立釧路総合病院	2018 年 12 月 1 日
			帯広病院	2021 年 5 月 1 日
		○	帯広厚生病院	2022 年 7 月 1 日
		○	北見赤十字病院	2018 年 10 月 1 日
			岩見沢市立総合病院	2019 年 6 月 1 日
		○	砂川市立病院	2015 年 4 月 1 日
		○	北海道大学病院	2016 年 11 月 1 日
		○	国立病院機構　北海道がんセンター	2012 年 4 月 1 日
			国立病院機構　北海道医療センター	2019 年 1 月 1 日
		○	旭川医科大学病院	2020 年 4 月 1 日
青森県	6	○	青森県立中央病院	2020 年 9 月 1 日
			あおもり協立病院	2021 年 4 月 1 日
		○	八戸市立市民病院	2011 年 1 月 1 日
		○	十和田市立中央病院	2021 年 9 月 1 日
		○	むつ総合病院	2022 年 4 月 1 日
		○	弘前大学医学部附属病院	2018 年 4 月 1 日
岩手県	4	○	岩手県立中央病院	2020 年 4 月 1 日
			盛岡友愛病院	2020 年 10 月 1 日
		○	岩手県立大船渡病院	2019 年 11 月 1 日
		○	岩手医科大学附属病院	2019 年 9 月 21 日
宮城県	8	○	宮城県立がんセンター	2019 年 5 月 1 日
		○	大崎市民病院	2020 年 5 月 1 日
		○	東北労災病院	2018 年 9 月 1 日
		○	東北医科薬科大学病院	2020 年 4 月 1 日
			仙台赤十字病院	2022 年 11 月 1 日
			仙台市立病院	2022 年 7 月 1 日
		○	東北大学病院	2017 年 5 月 1 日
		○	国立病院機構　仙台医療センター	2019 年 5 月 1 日
秋田県	2	○	大館市立総合病院	2018 年 8 月 1 日

127

都道府県	数	拠点病院	施　設　名	算定開始日
秋田県		○	秋田大学医学部附属病院	2022 年 8 月 1 日
山形県	4		三友堂病院	2013 年 7 月 1 日
		○	日本海総合病院	2011 年 7 月 1 日
		○	公立置賜総合病院	2018 年 6 月 1 日
		○	山形大学医学部附属病院	2009 年 6 月 1 日
福島県	6	○	福島県立医科大学附属病院	2014 年 4 月 1 日
			福島赤十字病院	2021 年 12 月 1 日
		○	竹田綜合病院	2021 年 6 月 1 日
			脳神経疾患研究所附属総合南東北病院	2021 年 1 月 1 日
			星総合病院	2020 年 4 月 1 日
		○	いわき市医療センター	2019 年 2 月 1 日
茨城県	7	○	日立総合病院	2019 年 5 月 1 日
		○	茨城県立中央病院	2020 年 4 月 1 日
		○	筑波メディカルセンター病院	2020 年 10 月 1 日
			志村大宮病院	2021 年 7 月 1 日
		○	国立病院機構水戸医療センター	2018 年 4 月 1 日
		○	東京医科大学茨城医療センター	2020 年 5 月 1 日
		○	筑波大学附属病院	2008 年 4 月 1 日
栃木県	7		栃木県立がんセンター	2020 年 4 月 1 日
			佐野厚生総合病院	2018 年 4 月 1 日
		○	上都賀総合病院	2020 年 4 月 1 日
		○	足利赤十字病院	2018 年 4 月 1 日
		○	自治医科大学附属病院	2012 年 4 月 1 日
		○	獨協医科大学病院	2010 年 2 月 1 日
		○	済生会宇都宮病院	2018 年 4 月 1 日
群馬県	5	○	前橋赤十字病院	2018 年 6 月 1 日
		○	公立富岡総合病院	2018 年 7 月 1 日
		○	群馬大学医学部附属病院	2018 年 4 月 1 日
		○	国立病院機構 高崎総合医療センター	2012 年 6 月 1 日
		○	国立病院機構 渋川医療センター	2016 年 3 月 26 日
埼玉県	25		埼玉メディカルセンター	2019 年 4 月 1 日
		○	済生会 川口総合病院	2018 年 5 月 1 日
			埼玉協同病院	2021 年 6 月 1 日
		○	川口市立医療センター	2020 年 7 月 1 日
		○	自治医科大学附属さいたま医療センター	2018 年 4 月 1 日
		○	埼玉医科大学総合医療センター	2017 年 8 月 1 日
		○	春日部市立医療センター	2018 年 7 月 1 日
		○	獨協医科大学埼玉医療センター	2018 年 4 月 1 日
		○	上尾中央総合病院	2019 年 10 月 1 日
		○	戸田中央総合病院	2020 年 4 月 1 日
			ＴＭＧあさか医療センター	2020 年 4 月 1 日
			丸木記念福祉メディカルセンター	2020 年 4 月 1 日
			埼玉医科大学病院	2018 年 11 月 1 日
			埼玉石心会病院	2019 年 5 月 1 日
			小川赤十字病院	2018 年 6 月 1 日
			羽生総合病院	2022 年 7 月 1 日
		○	深谷赤十字病院	2019 年 5 月 1 日
			北里大学メディカルセンター	2018 年 9 月 1 日
		○	埼玉医科大学国際医療センター	2017 年 5 月 1 日
		○	さいたま市立病院	2018 年 4 月 1 日
			さいたま市民医療センター	2020 年 4 月 1 日

都道府県	数	拠点病院	施　設　名	算定開始日
埼玉県		○	さいたま赤十字病院	2017 年 1 月 1 日
			埼玉県立小児医療センター	2021 年 4 月 1 日
		○	国立病院機構　埼玉病院	2018 年 8 月 1 日
			防衛医科大学校病院	2015 年 8 月 1 日
千葉県	22	○	千葉県がんセンター	2020 年 11 月 1 日
			千葉県済生会　習志野病院	2018 年 11 月 1 日
			東京女子医科大学附属八千代医療センター	2018 年 9 月 1 日
		○	千葉労災病院	2018 年 9 月 1 日
		○	津中央病院	2019 年 5 月 1 日
		○	総合病院国保旭中央病院	2020 年 4 月 1 日
		○	順天堂大学医学部附属浦安病院	2017 年 12 月 1 日
		○	東京慈恵会医科大学附属柏病院	2010 年 4 月 1 日
			東葛病院	2022 年 5 月 1 日
			新松戸中央総合病院	2018 年 5 月 1 日
			千葉西総合病院	2017 年 6 月 1 日
		○	東京歯科大学市川総合病院	2013 年 1 月 1 日
		○	船橋市立医療センター	2018 年 9 月 1 日
			セコメディック病院	2018 年 11 月 1 日
		○	亀田総合病院	2011 年 4 月 1 日
		○	日本医科大学千葉北総病院	2008 年 4 月 1 日
			東邦大学医療センター佐倉病院	2019 年 9 月 1 日
			国際医療福祉大学成田病院	2022 年 4 月 1 日
			成田赤十字病院	2010 年 4 月 1 日
		○	国立病院機構　千葉医療センター	2017 年 2 月 1 日
		○	国立がん研究センター東病院	2014 年 6 月 1 日
		○	千葉大学医学部附属病院	2013 年 5 月 1 日
東京都	69		三井記念病院	2019 年 10 月 1 日
			佐々木研究所附属杏雲堂病院	2020 年 8 月 1 日
			日本大学病院	2020 年 8 月 1 日
		○	聖路加国際病院	2018 年 4 月 1 日
		○	東京慈恵会医科大学附属病院	2017 年 7 月 1 日
		○	虎の門病院	2018 年 4 月 1 日
			東京都済生会中央病院	2017 年 2 月 1 日
			国際医療福祉大学三田病院	2018 年 4 月 1 日
			聖母病院	2020 年 5 月 1 日
		○	東京医科大学病院	2016 年 7 月 1 日
			東京新宿メディカルセンター	2018 年 5 月 1 日
		○	慶應義塾大学病院	2018 年 4 月 1 日
			東京山手メディカルセンター	2019 年 8 月 1 日
		○	日本医科大学付属病院	2018 年 4 月 1 日
		○	東京都立駒込病院	2014 年 10 月 1 日
		○	順天堂大学医学部附属順天堂医院	2018 年 4 月 1 日
			永寿総合病院	2017 年 4 月 1 日
			同愛記念病院	2021 年 8 月 1 日
		○	東京都立墨東病院	2018 年 4 月 1 日
			江東病院	2015 年 10 月 1 日
			順天堂東京江東高齢者医療センター	2018 年 4 月 1 日
		○	がん研究会有明病院	2018 年 4 月 1 日
			昭和大学江東豊洲病院	2021 年 2 月 1 日
		○	昭和大学病院	2017 年 4 月 1 日
		○	ＮＴＴ東日本関東病院	2016 年 11 月 1 日
			東京品川病院	2022 年 11 月 1 日

都道府県	数	拠点病院	施 設 名	算定開始日
東京都			総合病院厚生中央病院	2018 年 9 月 1 日
			東邦大学医療センター大橋病院	2018 年 6 月 20 日
		○	東邦大学医療センター大森病院	2020 年 4 月 1 日
			東京労災病院	2022 年 4 月 1 日
			関東中央病院	2018 年 7 月 1 日
		○	日本赤十字社医療センター	2016 年 7 月 1 日
			ＪＲ東京総合病院	2015 年 8 月 1 日
			東京警察病院	2018 年 9 月 1 日
			東京都立大塚病院	2018 年 9 月 1 日
		○	日本大学医学部附属板橋病院	2017 年 10 月 1 日
			板橋中央総合病院	2018 年 8 月 1 日
		○	帝京大学医学部附属病院	2017 年 11 月 1 日
			東京都健康長寿医療センター	2020 年 4 月 1 日
			豊島病院	2016 年 11 月 1 日
			順天堂大学医学部附属練馬病院	2015 年 11 月 1 日
			東京女子医科大学東医療センター	2017 年 6 月 1 日
			東京慈恵会医科大学葛飾医療センター	2018 年 4 月 1 日
			東京臨海病院	2016 年 4 月 1 日
			多摩北部医療センター	2020 年 12 月 1 日
		○	青梅市立総合病院	2017 年 5 月 1 日
		○	東京医科大学八王子医療センター	2019 年 5 月 1 日
		○	東海大学医学部付属八王子病院	2016 年 7 月 1 日
			立川病院	2020 年 9 月 1 日
			町田市民病院	2022 年 1 月 1 日
		○	武蔵野赤十字病院	2015 年 8 月 1 日
			日野市立病院	2022 年 7 月 1 日
		○	杏林大学医学部付属病院	2017 年 5 月 1 日
		○	東京都立多摩総合医療センター	2016 年 7 月 1 日
		○	公立昭和病院	2017 年 6 月 1 日
			公立福生病院	2021 年 11 月 1 日
			東京慈恵会医科大学附属第三病院	2017 年 5 月 1 日
			東大和病院	2020 年 1 月 1 日
			日本医科大学多摩永山病院	2018 年 8 月 1 日
			公立阿伎留医療センター	2020 年 9 月 1 日
			東京都立荏原病院	2022 年 7 月 1 日
		○	国立国際医療研究センター病院	2016 年 11 月 1 日
		○	国立病院機構 東京医療センター	2015 年 5 月 1 日
			国立成育医療研究センター	2017 年 5 月 1 日
		○	国立がん研究センター中央病院	2021 年 7 月 1 日
		○	国立病院機構 災害医療センター	2014 年 11 月 1 日
			国立病院機構 東京病院	2019 年 12 月 1 日
		○	東京医科歯科大学病院	2020 年 4 月 1 日
		○	東京大学医学部附属病院	2017 年 10 月 1 日
神奈川県	35	○	済生会 横浜市東部病院	2018 年 7 月 1 日
			けいゆう病院	2018 年 2 月 1 日
		○	横浜市立大学附属市民総合医療センター	2014 年 8 月 1 日
			神奈川県立こども医療センター	2013 年 8 月 1 日
			横浜南共済病院	2016 年 4 月 1 日
		○	横浜市立大学附属病院	2011 年 4 月 1 日
		○	横浜労災病院	2010 年 8 月 1 日
		○	横須賀共済病院	2017 年 5 月 1 日
			横須賀市立市民病院	2018 年 4 月 1 日
			横須賀市立うわまち病院	2018 年 7 月 1 日

都道府県	数	拠点病院	施　設　名	算定開始日
神奈川県			平塚共済病院	2020 年 8 月 1 日
			平塚市民病院	2019 年 6 月 1 日
		○	湘南鎌倉総合病院	2022 年 7 月 1 日
		○	藤沢市民病院	2015 年 8 月 1 日
		○	小田原市立病院	2010 年 4 月 1 日
		○	北里大学病院	2020 年 4 月 1 日
		○	相模原協同病院	2021 年 1 月 1 日
		○	大和市立病院	2019 年 5 月 1 日
			済生会　横浜市南部病院	2012 年 4 月 1 日
			聖マリアンナ医科大学横浜市西部病院	2018 年 6 月 1 日
		○	神奈川県立がんセンター	2015 年 6 月 1 日
			国際親善総合病院	2020 年 4 月 1 日
		○	昭和大学藤が丘病院	2018 年 4 月 1 日
		○	昭和大学横浜市北部病院	2013 年 2 月 1 日
		○	東海大学医学部付属病院	2008 年 4 月 1 日
		○	川崎市立川崎病院	2021 年 1 月 1 日
		○	関東労災病院	2018 年 12 月 1 日
		○	川崎市立井田病院	2011 年 2 月 1 日
			川崎市立多摩病院	2022 年 10 月 1 日
		○	聖マリアンナ医科大学病院	2012 年 4 月 1 日
		○	新百合ヶ丘総合病院	2017 年 2 月 1 日
		○	横浜市立みなと赤十字病院	2020 年 4 月 1 日
		○	横浜市立市民病院	2020 年 5 月 1 日
			国立病院機構　横浜医療センター	2015 年 2 月 1 日
			国立病院機構　相模原病院	2018 年 4 月 1 日
新潟県	8	○	新潟県立がんセンター新潟病院	2019 年 9 月 1 日
		○	新潟市民病院	2021 年 4 月 1 日
		○	長岡赤十字病院	2011 年 4 月 1 日
		○	長岡中央綜合病院	2021 年 1 月 1 日
			柏崎総合医療センター	2020 年 1 月 1 日
			新潟県立新発田病院	2018 年 4 月 1 日
		○	魚沼基幹病院	2021 年 5 月 1 日
		○	新潟大学医歯学総合病院	2010 年 4 月 1 日
富山県	8	○	富山県立中央病院	2017 年 7 月 1 日
		○	高岡病院	2019 年 12 月 1 日
			高岡市民病院	2018 年 4 月 1 日
			黒部市民病院	2022 年 6 月 1 日
		○	市立砺波総合病院	2019 年 1 月 1 日
			かみいち総合病院	2020 年 7 月 1 日
			真生会　富山病院	2018 年 4 月 1 日
			富山大学附属病院	2018 年 4 月 1 日
石川県	8	○	石川県立中央病院	2020 年 6 月 1 日
			恵寿総合病院	2022 年 7 月 1 日
			公立能登総合病院	2018 年 8 月 1 日
		○	小松市民病院	2018 年 6 月 1 日
		○	金沢医科大学病院	2018 年 4 月 1 日
		○	公立松任石川中央病院	2018 年 5 月 1 日
		○	国立病院機構 金沢医療センター	2013 年 4 月 1 日
		○	金沢大学附属病院	2012 年 7 月 1 日
福井県	4	○	福井県立病院	2018 年 4 月 1 日
		○	福井赤十字病院	2018 年 6 月 1 日

都道府県	数	拠点病院	施　設　名	算定開始日
福井県		○	福井県済生会病院	2015 年 11 月 1 日
		○	福井大学医学部附属病院	2016 年 11 月 1 日
山梨県	1	○	山梨大学医学部附属病院	2011 年 4 月 1 日
長野県	15	○	長野赤十字病院	2011 年 4 月 1 日
		○	長野市民病院	2016 年 8 月 1 日
			伊勢宮胃腸外科	2017 年 4 月 1 日
		○	丸の内病院	2018 年 9 月 1 日
		○	相澤病院	2018 年 12 月 1 日
			上田腎臓クリニック	2012 年 8 月 1 日
			岸医院	2014 年 4 月 1 日
			飯田病院	2019 年 11 月 1 日
		○	諏訪赤十字病院	2019 年 5 月 1 日
		○	北信総合病院	2018 年 4 月 1 日
			市立大町総合病院	2020 年 4 月 1 日
		○	佐久総合病院　佐久医療センター	2019 年 4 月 1 日
		○	北アルプス医療センターあづみ病院	2018 年 11 月 1 日
			長野県立こども病院	2022 年 4 月 1 日
		○	信州大学医学部附属病院	2012 年 4 月 1 日
岐阜県	9	○	岐阜市民病院	2013 年 7 月 1 日
		○	岐阜県総合医療センター	2018 年 4 月 1 日
		○	中濃厚生病院	2017 年 8 月 1 日
			東海中央病院	2018 年 4 月 1 日
			松波総合病院	2019 年 5 月 1 日
		○	岐阜県立多治見病院	2018 年 7 月 1 日
		○	中部国際医療センター	2022 年 1 月 1 日
		○	大垣市民病院	2018 年 4 月 1 日
		○	岐阜大学医学部附属病院	2018 年 5 月 1 日
静岡県	14	○	順天堂大学医学部附属静岡病院	2020 年 7 月 1 日
		○	静岡県立静岡がんセンター	2018 年 6 月 1 日
			静岡済生会総合病院	2020 年 4 月 1 日
			静岡赤十字病院	2018 年 4 月 1 日
		○	静岡県立総合病院	2019 年 2 月 1 日
			静岡県立こども病院	2019 年 10 月 1 日
		○	静岡市立静岡病院	2020 年 4 月 1 日
			焼津市立総合病院	2020 年 6 月 1 日
		○	藤枝市立総合病院	2017 年 9 月 1 日
		○	磐田市立総合病院	2015 年 11 月 1 日
		○	浜松医療センター	2012 年 4 月 1 日
		○	聖隷浜松病院	2018 年 12 月 1 日
		○	聖隷三方原病院	2018 年 1 月 1 日
		○	浜松医科大学医学部附属病院	2017 年 11 月 1 日
愛知県	32	○	愛知県がんセンター	2008 年 4 月 1 日
			総合上飯田第一病院	2016 年 6 月 1 日
		○	名古屋市立大学医学部附属西部医療センター	2021 年 4 月 1 日
		○	日本赤十字社愛知医療センター名古屋第一病院	2015 年 5 月 1 日
		○	日本赤十字社愛知医療センター名古屋第二病院	2018 年 4 月 1 日
		○	名古屋市立大学病院	2009 年 5 月 1 日
			協立総合病院	2012 年 6 月 1 日
			名古屋掖済会病院	2022 年 5 月 1 日
		○	中部労災病院	2018 年 9 月 1 日
		○	中京病院	2010 年 4 月 1 日

都道府県	数	拠点病院	施 設 名	算定開始日
愛知県			大同病院	2022 年 4 月 1 日
		○	総合病院　南生協病院	2020 年 4 月 1 日
		○	豊橋市民病院	2019 年 8 月 1 日
		○	岡崎市民病院	2020 年 4 月 1 日
		○	総合大雄会病院	2010 年 4 月 1 日
		○	一宮市立市民病院	2018 年 4 月 1 日
		○	公立陶生病院	2013 年 5 月 1 日
		○	春日井市民病院	2018 年 12 月 1 日
		○	豊川市民病院	2021 年 9 月 1 日
			刈谷豊田総合病院	2020 年 12 月 1 日
		○	豊田厚生病院	2020 年 3 月 1 日
		○	トヨタ記念病院	2018 年 6 月 1 日
		○	安城更生病院	2011 年 5 月 1 日
			西尾市民病院	2018 年 4 月 1 日
		○	江南厚生病院	2017 年 7 月 1 日
		○	小牧市民病院	2010 年 4 月 1 日
		○	藤田医科大学病院	2010 年 4 月 1 日
		○	海南病院	2013 年 7 月 1 日
		○	愛知医科大学病院	2014 年 7 月 1 日
			国立病院機構　豊橋医療センター	2020 年 4 月 1 日
		○	名古屋大学医学部附属病院	2013 年 10 月 1 日
		○	国立病院機構　名古屋医療センター	2009 年 8 月 1 日
三重県	5		もりえい病院	2022 年 9 月 1 日
			三重県立総合医療センター	2019 年 8 月 1 日
		○	鈴鹿中央総合病院	2016 年 5 月 1 日
		○	松阪中央総合病院	2022 年 10 月 1 日
		○	三重大学医学部附属病院	2017 年 8 月 1 日
滋賀県	5	○	大津赤十字病院	2018 年 4 月 1 日
			市立大津市民病院	2018 年 5 月 1 日
			長浜赤十字病院	2018 年 10 月 1 日
		○	滋賀県立総合病院	2016 年 6 月 1 日
		○	滋賀医科大学医学部附属病院	2010 年 8 月 1 日
京都府	13		京都民医連中央病院	2020 年 4 月 1 日
		○	京都岡本記念病院	2019 年 9 月 1 日
		○	宇治徳洲会病院	2022 年 1 月 1 日
		○	京都桂病院	2011 年 6 月 1 日
			洛和会音羽病院	2019 年 7 月 1 日
		○	京都中部総合医療センター	2018 年 9 月 1 日
		○	京都府立医科大学附属病院	2011 年 4 月 1 日
		○	京都市立病院	2012 年 4 月 1 日
		○	京都第二赤十字病院	2018 年 4 月 1 日
		○	京都第一赤十字病院	2016 年 4 月 1 日
		○	国立病院機構　京都医療センター	2011 年 4 月 1 日
			国立病院機構　舞鶴医療センター	2017 年 4 月 1 日
		○	京都大学医学部附属病院	2010 年 4 月 1 日
大阪府	47		大阪労災病院	2018 年 4 月 1 日
		○	関西電力病院	2011 年 8 月 1 日
		○	和泉市立総合医療センター	2022 年 5 月 1 日
			小松病院	2020 年 1 月 1 日
		○	大阪医科薬科大学病院	2008 年 10 月 1 日
		○	高槻病院	2008 年 4 月 1 日
		○	市立吹田市民病院	2022 年 4 月 1 日

都道府県	数	拠点病院	施 設 名	算定開始日
大阪府		○	大阪赤十字病院	2019 年 11 月 1 日
			第一東和会病院	2014 年 5 月 1 日
		○	第二大阪警察病院	2022 年 7 月 1 日
			多根総合病院	2019 年 4 月 1 日
			大阪警察病院	2020 年 7 月 1 日
			日本生命病院	2018 年 4 月 30 日
		○	大阪急性期・総合医療センター	2009 年 4 月 1 日
		○	大阪公立大学医学部附属病院	2011 年 6 月 1 日
		○	関西医科大学附属病院	2011 年 6 月 1 日
		○	市立ひらかた病院	2020 年 4 月 1 日
		○	医誠会病院	2021 年 4 月 1 日
			淀川キリスト教病院	2012 年 8 月 1 日
		○	関西医科大学総合医療センター	2015 年 5 月 1 日
			松下記念病院	2019 年 4 月 1 日
		○	守口敬仁会病院	2021 年 7 月 1 日
		○	住友病院	2018 年 4 月 1 日
		○	北野病院	2012 年 6 月 1 日
		○	大阪府済生会野江病院	2020 年 7 月 1 日
			ＰＬ病院	2021 年 6 月 1 日
		○	市立東大阪医療センター	2018 年 5 月 1 日
		○	大阪市立総合医療センター	2014 年 10 月 1 日
			南大阪病院	2022 年 12 月 1 日
			耳原総合病院	2018 年 6 月 1 日
		○	ベルランド総合病院	2021 年 3 月 1 日
		○	堺市立総合医療センター	2018 年 5 月 1 日
		○	近畿大学病院	2018 年 4 月 1 日
			大阪国際がんセンター	2008 年 4 月 1 日
		○	大阪病院	2017 年 3 月 25 日
		○	星ヶ丘医療センター	2018 年 6 月 1 日
		○	大阪府済生会中津病院	2013 年 6 月 1 日
			大阪府済生会吹田病院	2017 年 5 月 1 日
			箕面市立病院	2018 年 4 月 1 日
		○	市立岸和田市民病院	2018 年 4 月 1 日
			市立池田病院	2018 年 7 月 1 日
		○	市立豊中病院	2015 年 5 月 1 日
		○	八尾市立病院	2018 年 4 月 1 日
		○	国立病院機構　大阪医療センター	2020 年 2 月 1 日
			国立病院機構　近畿中央呼吸器センター	2008 年 4 月 1 日
		○	大阪大学医学部附属病院	2008 年 4 月 1 日
			徳洲会　八尾徳洲会総合病院	2018 年 4 月 1 日
兵庫県	25		甲南医療センター	2020 年 5 月 1 日
			三菱神戸病院	2022 年 6 月 1 日
		○	神戸百年記念病院	2019 年 12 月 1 日
		○	神戸市立医療センター西市民病院	2019 年 6 月 1 日
			医療法人　明和病院	2021 年 7 月 1 日
		○	兵庫医科大学病院	2008 年 4 月 1 日
			市立芦屋病院	2020 年 2 月 1 日
		○	兵庫県立淡路医療センター	2018 年 5 月 1 日
		○	北播磨総合医療センター	2018 年 7 月 1 日
		○	兵庫県立がんセンター	2017 年 11 月 1 日
		○	加古川中央市民病院	2018 年 4 月 1 日
			市立加西病院	2018 年 4 月 1 日

134

都道府県	数	拠点病院	施 設 名	算定開始日
兵庫県			関西労災病院	2010 年 9 月 1 日
		○	兵庫県立尼崎総合医療センター	2016 年 2 月 1 日
			公立学校共済組合近畿中央病院	2018 年 5 月 1 日
		○	市立伊丹病院	2020 年 4 月 1 日
		○	姫路赤十字病院	2020 年 11 月 1 日
			兵庫県立はりま姫路総合医療センター	2022 年 7 月 1 日
			神戸中央病院	2022 年 4 月 1 日
		○	神鋼記念病院	2020 年 7 月 1 日
		○	神戸赤十字病院	2019 年 4 月 1 日
		○	神戸市立医療センター中央市民病院	2011 年 7 月 1 日
			兵庫県立こども病院	2019 年 6 月 1 日
		○	神戸市立西神戸医療センター	2017 年 4 月 1 日
		○	神戸大学医学部附属病院	2011 年 4 月 1 日
奈良県	5		吉田病院	2014 年 12 月 1 日
			西奈良中央病院	2022 年 3 月 1 日
			奈良県総合医療センター	2018 年 5 月 1 日
			近畿大学奈良病院	2016 年 8 月 1 日
			奈良県立医科大学附属病院	2010 年 10 月 1 日
和歌山県	5		紀和病院	2020 年 4 月 1 日
		○	ひだか病院	2020 年 7 月 1 日
		○	和歌山県立医科大学附属病院	2015 年 7 月 1 日
		○	和歌山医療センター	2018 年 8 月 1 日
			国立病院機構　南和歌山医療センター	2018 年 4 月 1 日
鳥取県	3		鳥取市立病院	2022 年 4 月 1 日
			鳥取生協病院	2020 年 4 月 1 日
		○	鳥取大学医学部附属病院	2020 年 7 月 1 日
島根県	4	○	松江市立病院	2018 年 4 月 1 日
		○	松江赤十字病院	2018 年 6 月 1 日
		○	島根県立中央病院	2019 年 5 月 1 日
		○	島根大学医学部附属病院	2017 年 11 月 1 日
岡山県	8		総合病院　岡山協立病院	2018 年 4 月 1 日
		○	川崎医科大学総合医療センター	2016 年 12 月 1 日
		○	倉敷中央病院	2018 年 2 月 1 日
		○	川崎医科大学附属病院	2015 年 7 月 1 日
		○	岡山赤十字病院	2020 年 9 月 1 日
		○	岡山済生会総合病院	2022 年 11 月 1 日
		○	岡山大学病院	2016 年 1 月 1 日
		○	国立病院機構　岡山医療センター	2018 年 4 月 1 日
広島県	9	○	県立広島病院	2020 年 4 月 1 日
		○	広島赤十字・原爆病院	2022 年 7 月 1 日
		○	広島市立広島市民病院	2014 年 4 月 1 日
			公立みつぎ総合病院	2022 年 4 月 1 日
		○	福山市民病院	2019 年 2 月 1 日
		○	広島大学病院	2019 年 11 月 1 日
		○	国立病院機構　呉医療センター	2018 年 4 月 1 日
		○	国立病院機構　福山医療センター	2018 年 4 月 1 日
		○	国立病院機構　東広島医療センター	2020 年 10 月 1 日
山口県	4	○	山口県立総合医療センター	2018 年 4 月 1 日
		○	山口労災病院	2018 年 4 月 1 日
		○	山口大学医学部附属病院	2013 年 9 月 1 日
		○	山口宇部医療センター	2018 年 4 月 1 日

都道府県	数	拠点病院	施 設 名	算定開始日
香川県	6		坂出聖マルチン病院	2020 年 7 月 1 日
		○	高松赤十字病院	2020 年 7 月 1 日
		○	香川労災病院	2019 年 4 月 1 日
		○	香川県立中央病院	2018 年 8 月 1 日
			高松市立みんなの病院	2018 年 9 月 1 日
		○	香川大学医学部附属病院	2009 年 2 月 1 日
徳島県	5	○	徳島県立中央病院	2017 年 5 月 1 日
		○	徳島市民病院	2018 年 5 月 1 日
		○	徳島赤十字病院	2020 年 4 月 1 日
		○	徳島県立三好病院	2022 年 4 月 1 日
		○	徳島大学病院	2013 年 2 月 1 日
愛媛県	5	○	松山赤十字病院	2018 年 4 月 1 日
		○	愛媛県立中央病院	2014 年 9 月 1 日
		○	ＨＩＴＯ病院	2019 年 1 月 1 日
		○	愛媛大学医学部附属病院	2020 年 4 月 1 日
		○	国立病院機構　四国がんセンター	2010 年 6 月 1 日
高知県	2	○	高知医療センター	2011 年 2 月 1 日
		○	高知大学医学部附属病院	2018 年 4 月 1 日
福岡県	29	○	福岡和白病院	2019 年 3 月 1 日
		○	医療法人　原三信病院	2019 年 10 月 1 日
		○	福岡聖恵病院	2020 年 6 月 1 日
		○	及川病院	2020 年 5 月 1 日
		○	さくら病院	2020 年 5 月 1 日
		○	浜の町病院	2021 年 11 月 1 日
			福岡県済生会福岡総合病院	2016 年 7 月 1 日
			福岡大学病院	2010 年 4 月 1 日
			福岡赤十字病院	2021 年 4 月 1 日
		○	九州中央病院	2013 年 4 月 1 日
		○	福岡徳洲会病院	2020 年 1 月 1 日
		○	福岡大学筑紫病院	2016 年 5 月 1 日
		○	久留米大学病院	2010 年 4 月 1 日
		○	聖マリア病院	2018 年 4 月 1 日
			久留米総合病院	2018 年 4 月 1 日
		○	田主丸中央病院	2018 年 7 月 1 日
		○	飯塚病院	2010 年 8 月 1 日
			福岡県済生会飯塚嘉穂病院	2019 年 5 月 1 日
		○	社会保険田川病院	2021 年 3 月 1 日
			戸畑共立病院	2010 年 4 月 1 日
		○	九州病院	2016 年 5 月 1 日
		○	産業医科大学病院	2020 年 5 月 1 日
		○	九州労災病院	2020 年 4 月 1 日
		○	小倉記念病院	2019 年 7 月 1 日
		○	北九州市立医療センター	2019 年 4 月 1 日
		○	九州大学病院	2020 年 4 月 1 日
		○	国立病院機構　福岡東医療センター	2020 年 12 月 1 日
			国立病院機構　九州がんセンター	2010 年 4 月 1 日
		○	国立病院機構　九州医療センター	2018 年 1 月 1 日
佐賀県	2	○	佐賀県医療センター好生館	2015 年 5 月 1 日
		○	佐賀大学医学部附属病院	2005 年 11 月 1 日
長崎県	4	○	国立病院機構　長崎医療センター	2018 年 4 月 1 日
		○	長崎大学病院	2011 年 4 月 1 日

都道府県	数	拠点病院	施　設　名	算定開始日
長崎県		○	長崎みなとメディカルセンター	2016 年 2 月 1 日
		○	佐世保市総合医療センター	2018 年 4 月 1 日
熊本県	4	○	くまもと森都総合病院	2020 年 9 月 1 日
		○	国立病院機構　熊本医療センター	2015 年 5 月 1 日
		○	熊本大学病院	2012 年 4 月 1 日
		○	済生会熊本病院	2021 年 7 月 1 日
大分県	4		大分市医師会立アルメイダ病院	2020 年 5 月 1 日
		○	国立病院機構　別府医療センター	2018 年 5 月 1 日
		○	大分大学医学部附属病院	2008 年 4 月 1 日
		○	大分県立病院	2018 年 4 月 1 日
宮崎県	3		古賀総合病院	2021 年 1 月 1 日
		○	宮崎大学医学部附属病院	2014 年 4 月 1 日
		○	県立宮崎病院	2018 年 4 月 1 日
鹿児島県	7	○	今村総合病院	2020 年 6 月 1 日
			相良病院	2018 年 8 月 1 日
		○	鹿児島市立病院	2018 年 7 月 1 日
		○	いまきいれ総合病院	2021 年 1 月 1 日
			指宿浩然会病院	2022 年 6 月 1 日
			国立病院機構　鹿児島医療センター	2021 年 4 月 1 日
		○	鹿児島大学病院	2010 年 4 月 1 日
沖縄県	8	○	那覇市立病院	2016 年 2 月 1 日
		○	沖縄協同病院	2018 年 10 月 1 日
		○	ハートライフ病院	2020 年 4 月 1 日
		○	琉球大学病院	2018 年 4 月 1 日
		○	沖縄県立中部病院	2019 年 11 月 1 日
			沖縄県立南部医療センター・こども医療センター	2020 年 6 月 1 日
			沖縄県立宮古病院	2021 年 7 月 1 日
		○	沖縄県立八重山病院	2018 年 11 月 1 日
合計	540	359		

（2023 年 2 月 14 日時点で，各地方厚生局ホームページに掲載されている届出受理施設データを元に作成）

C．緩和ケア病棟入院料届出受理施設一覧

〔拠点病院：がん診療連携拠点病院等，支援病院：地域医療支援病院〕

No	都道府県	施設名称	算定開始日	総病床数	承認病床数	拠点病院	支援病院
1	北海道	ＪＡ北海道厚生連　札幌厚生病院	2020 年 4 月 1 日	516	25	○	○
2		勤医協中央病院	2020 年 4 月 1 日	450	24		
3		ＫＫＲ札幌医療センター	2020 年 4 月 1 日	410	26	○	○
4		社会医療法人貞仁会　新札幌ひばりが丘病院	2020 年 4 月 1 日	176	35		
5		医療法人為久会　札幌共立五輪橋病院	2020 年 4 月 1 日	188	18		
6		社会医療法人　北楡会　札幌北楡病院	2022 年 2 月 1 日	281	9		
7		社会医療法人恵佑会札幌病院	2022 年 10 月 1 日	229	20		
8		医療法人徳洲会　札幌南徳洲会病院	2021 年 7 月 1 日	88	20		
9		医療法人　敬仁会　函館おしま病院	2020 年 4 月 1 日	56	20		
10		ＪＡ北海道厚生連　旭川厚生病院	2020 年 4 月 1 日	539	23	○	○
11		独立行政法人労働者健康安全機構　釧路労災病院	2022 年 5 月 1 日	450	33	○	○
12		ＪＡ北海道厚生連　帯広厚生病院	2020 年 4 月 1 日	645	21		○
13		北見赤十字病院	2020 年 4 月 1 日	532	20	○	○
14		独立行政法人国立病院機構　北海道がんセンター	2022 年 1 月 1 日	430	26	○	
15		医療法人　彰和会　北海道消化器科病院	2020 年 2 月 1 日	186	14		
16		医療法人　東札幌病院	2018 年 10 月 1 日	243	58		
17		社会医療法人　札幌清田病院	2018 年 10 月 1 日	109	20		
18		医療法人　聖仁会　森病院	2018 年 10 月 1 日	135	35		
19		医療法人社団　慶友会　吉田病院	2022 年 4 月 1 日	263	11		
20		社会医療法人　母恋　日鋼記念病院	2022 年 4 月 1 日	479	22	○	
21		社会医療法人　平成醫塾　苫小牧東病院	2018 年 10 月 1 日	160	15		
22		医療法人社団　洞仁会　洞爺温泉病院	2018 年 10 月 1 日	148	18		
23		市立釧路総合病院	2022 年 10 月 1 日	599	14	○	○
24		公益財団法人北海道医療団　帯広第一病院	2020 年 4 月 1 日	230	18		
25	青森県	社団法人慈恵会　青森慈恵会病院	2020 年 4 月 1 日	332	22		
26		津軽保健生活協同組合　健生病院	2020 年 4 月 1 日	282	14		
27		八戸市立市民病院	2021 年 4 月 1 日	628	20	○	○
28		ときわ会病院	2020 年 4 月 1 日	149	24		
29	岩手県	盛岡友愛病院	2021 年 4 月 1 日	386	18		
30		盛岡赤十字病院	2018 年 10 月 1 日	398	22		○
31		孝仁病院	2018 年 10 月 1 日	180	10		
32		岩手県立中部病院	2020 年 4 月 1 日	434	18	○	○
33		岩手県立磐井病院	2020 年 4 月 1 日	315	24	○	○
34		美山病院	2018 年 10 月 1 日	172	20		
35		岩手医科大学附属病院	2021 年 1 月 1 日	1000	25	○	
36	宮城県	石巻市立病院	2018 年 9 月 1 日	180	20		
37		宮城県立がんセンター	2020 年 4 月 1 日	383	25	○	
38		みやぎ県南中核病院	2020 年 4 月 1 日	310	12	○	○
39		光ケ丘スペルマン病院	2018 年 10 月 1 日	140	20		
40		公益財団法人仙台市医療センター仙台オープン病院	2018 年 6 月 1 日	330	21		○
41		東北大学病院	2020 年 4 月 1 日	1160	22	○	
42	秋田県	外旭川病院	2020 年 4 月 1 日	241	34		
43		市立秋田総合病院	2022 年 11 月 1 日	333	15		
44		大曲厚生医療センター	2020 年 4 月 1 日	437	13	○	
45	山形県	山形県立中央病院	2022 年 4 月 1 日	609	15	○	○
46		三友堂病院	2020 年 4 月 1 日	185	12		
47		山形県立河北病院	2020 年 5 月 1 日	136	20		
48	福島県	医療生協　わたり病院	2020 年 4 月 1 日	196	15		
49		竹田綜合病院	2022 年 11 月 1 日	837	15	○	○

No	都道府県	施設名称	算定開始日	総病床数	承認病床数	拠点病院	支援病院
50	福島県	公立大学法人 福島県立医科大学会津医療センター附属病院	2020 年 4 月 1 日	226	18		
51		財団法人慈山会医学研究所付属坪井病院	2020 年 4 月 1 日	230	18		
52		公益財団法人 星総合病院	2020 年 4 月 1 日	430	16		○
53		独立行政法人労働者健康安全機構福島労災病院	2020 年 4 月 1 日	399	27		○
54		いわき市医療センター	2021 年 3 月 1 日	700	20	○	
55	茨城県	水戸赤十字病院	2020 年 4 月 1 日	442	20		○
56		社会福祉法人恩賜財団済生会支部 茨城県済生会 水戸済生会総合病院	2020 年 4 月 1 日	472	16		○
57		総合病院土浦協同病院	2020 年 4 月 1 日	800	20	○	○
58		友愛記念病院	2021 年 10 月 1 日	325	14	○	○
59		茨城県立中央病院	2020 年 4 月 1 日	500	23	○	
60		取手北相馬保健医療センター医師会病院	2020 年 7 月 1 日	177	12		
61		社会医療法人若竹会 つくばセントラル病院	2020 年 4 月 1 日	313	20		
62		公益財団法人 筑波メディカルセンター 筑波メディカルセンター病院	2020 年 11 月 1 日	453	20	○	○
63		医療法人 博仁会 志村大宮病院	2020 年 4 月 1 日	178	20		
64		独立行政法人国立病院機構水戸医療センター	2020 年 7 月 1 日	500	33	○	○
65	栃木県	栃木県立がんセンター	2020 年 5 月 1 日	291	24		
66		とちぎメディカルセンターとちのき	2020 年 4 月 1 日	250	14		
67		那須赤十字病院	2020 年 4 月 1 日	460	20	○	○
68		自治医科大学附属病院	2020 年 4 月 1 日	1132	17	○	
69		済生会宇都宮病院	2020 年 4 月 1 日	648	20	○	○
70	群馬県	群馬県済生会前橋病院	2020 年 4 月 1 日	323	16		○
71		伊勢崎市民病院	2020 年 4 月 1 日	494	17		○
72		公立富岡総合病院	2020 年 4 月 1 日	332	18	○	
73		医療法人 社団 三思会 東邦病院	2020 年 4 月 1 日	443	21		
74		群馬県立がんセンター	2020 年 4 月 1 日	314	25	○	
75		独立行政法人国立病院機構 渋川医療センター	2020 年 4 月 1 日	450	25	○	
76	埼玉県	埼玉協同病院	2021 年 7 月 1 日	399	24		
77		医療法人 光仁会 南部厚生病院	2022 年 6 月 1 日	128	30		
78		医療法人社団 協友会 八潮中央総合病院	2020 年 4 月 1 日	250	14		
79		医療法人財団 健和会 みさと健和病院	2020 年 5 月 1 日	282	20		
80		埼玉県立がんセンター	2021 年 5 月 1 日	503	36	○	
81		医療法人社団 愛友会 上尾中央総合病院	2020 年 4 月 1 日	733	21	○	○
82		医療法人社団 愛友会 上尾中央第二病院	2020 年 4 月 1 日	186	15		
83		草加市立病院	2020 年 7 月 1 日	380	21		
84		医療法人社団 東光会 戸田中央総合病院	2020 年 4 月 1 日	517	18	○	○
85		医療法人社団 武蔵野会 TMGあさか医療センター	2020 年 4 月 1 日	466	20		
86		社会福祉法人 埼玉医療福祉会 丸木記念福祉メディカルセンター	2020 年 4 月 1 日	616	20		
87		医療法人社団 サンセリテ 三浦病院	2021 年 6 月 1 日	59	35		
88		シャローム病院	2019 年 10 月 1 日	55	30		
89		埼玉医療生活協同組合 羽生総合病院	2022 年 7 月 1 日	311	14		
90		深谷赤十字病院	2020 年 9 月 1 日	474	15	○	○
91		医療法人社団 協友会 吉川中央総合病院	2020 年 4 月 1 日	272	14		
92		さいたま市立病院	2020 年 2 月 1 日	637	20	○	○
93		医療法人社団 協友会 彩の国東大宮メディカルセンター	2020 年 4 月 1 日	337	22		
94		独立行政法人 国立病院機構 埼玉病院	2020 年 4 月 1 日	550	20	○	○
95	千葉県	千葉県がんセンター	2020 年 11 月 1 日	450	25	○	
96		医療法人社団翠明会 山王病院	2018 年 10 月 1 日	255	23		
97		国保直営総合病院 君津中央病院	2020 年 4 月 1 日	660	20	○	○
98		医療法人社団 葵会 柏たなか病院	2018 年 10 月 1 日	512	20		
99		タムス浦安病院	2020 年 6 月 1 日	199	21		
100		医療法人社団康喜会 辻仲病院柏の葉	2020 年 4 月 1 日	150	24		
101		独立行政法人 労働者健康安全機構 千葉労災病院	2022 年 11 月 1 日	400	33		○
102		医療法人財団 東京勤労者医療会 東葛病院	2020 年 4 月 1 日	366	20		
103		松戸市立福祉医療センター 東松戸病院	2020 年 4 月 1 日	181	20		

No	都道府県	施設名称	算定開始日	総病床数	承認病床数	拠点病院	支援病院
104	千葉県	医療法人社団　創造会　平和台病院	2020年4月1日	184	18		
105		医療法人社団聖仁会　我孫子聖仁会病院	2020年4月1日	168	20		
106		医療法人徳洲会　鎌ケ谷総合病院	2020年4月1日	329	13		
107		船橋市立医療センター	2020年4月1日	449	20	○	○
108		医療法人徳洲会　千葉徳洲会病院	2020年4月1日	447	24		
109		社会福祉法人　聖隷福祉事業団　聖隷佐倉市民病院	2020年4月1日	399	18		
110		医療法人社団聖仁会　白井聖仁会病院	2018年10月1日	193	20		
111		さんむ医療センター	2020年4月1日	312	20	○	
112		独立行政法人国立病院機構　千葉医療センター	2020年4月1日	455	25	○	○
113		国立研究開発法人国立がん研究センター東病院	2020年4月1日	425	25		
114	東京都	公益財団法人　佐々木研究所　附属杏雲堂病院	2020年8月1日	198	20		
115		聖路加国際病院	2020年4月1日	520	23	○	○
116		独立行政法人 地域医療機能推進機構 東京新宿メディカルセンター	2020年4月1日	520	20		
117		東京都立駒込病院	2020年4月1日	815	22	○	
118		公益財団法人 ライフ・エクステンション研究所 付属 永寿総合病院	2020年4月1日	400	16		
119		社会福祉法人　賛育会　賛育会病院	2020年4月1日	199	22		
120		公益財団法人　がん研究会　有明病院	2020年4月1日	686	25	○	
121		ＮＴＴ東日本関東病院	2020年4月1日	594	16	○	
122		国家公務員共済組合連合会　東京共済病院	2020年4月1日	350	19		○
123		医療法人社団　メドビュー　東京ちどり病院	2018年10月1日	98	14		
124		日本赤十字社医療センター	2020年6月1日	701	18	○	○
125		救世軍ブース記念病院	2018年4月1日	199	20		
126		医療法人財団　アドベンチスト会　東京衛生アドベンチスト病院	2020年7月1日	186	20		
127		立正佼成会附属佼成病院	2020年4月1日	340	20		
128		医療法人社団　杏順会　越川病院	2020年4月1日	46	34		
129		王子生協病院	2020年4月1日	159	25		
130		東京都健康長寿医療センター	2020年4月1日	550	20		
131		公益財団法人　東京都保健医療公社　豊島病院	2020年4月1日	438	20		○
132		医療法人社団　城東桐和会　東京さくら病院	2020年5月1日	258	38		
133		社会医療法人社団　東京巨樹の会　東京品川病院	2022年12月1日	400	14		
134		医療法人社団　永生会　みなみ野病院	2019年6月1日	205	25		
135		町田市民病院	2020年4月1日	447	18		
136		医療法人財団　慈生会　野村病院	2020年4月1日	133	12		
137		社会福祉法人　聖ヨハネ会　桜町病院	2018年10月1日	199	20		
138		社会福祉法人　信愛報恩会　信愛病院	2020年4月1日	199	20		
139		公益財団法人　結核予防会　複十字病院	2020年11月1日	334	26		
140		救世軍　清瀬病院	2018年10月1日	142	25		
141		聖ヶ丘病院	2020年11月1日	48	11		
142		公益財団法人　東京都保健医療公社　多摩南部地域病院	2020年4月1日	287	16		○
143		公立阿伎留医療センター	2020年9月1日	305	16		
144		独立行政法人　国立病院機構　東京病院	2020年4月1日	522	20		○
145		東京医科歯科大学病院	2020年4月1日	813	15	○	
146		東京逓信病院	2020年4月1日	461	18		
147	神奈川県	平和病院	2020年4月1日	146	16		
148		社会福祉法人恩賜財団済生会支部神奈川県済生会　神奈川県病院	2020年4月1日	199	20		
149		聖隷横浜病院	2020年9月1日	367	20		
150		国家公務員共済組合連合会　横浜南共済病院	2020年4月1日	565	20		○
151		日野原記念ピースハウス病院	2020年4月1日	22	22		
152		社会福祉法人　日本医療伝道会　衣笠病院	2020年4月1日	198	20		
153		財団法人　同友会　藤沢湘南台病院	2018年10月1日	330	19		
154		湘南中央病院	2020年4月1日	199	16		
155		湘南東部総合病院	2020年4月1日	327	32		
156		神奈川県厚生農業協同組合連合会　相模原協同病院	2021年1月1日	400	12	○	○
157		医療法人社団三喜会　鶴巻温泉病院	2021年4月1日	505	25		
158		東名厚木病院	2020年4月1日	282	14		○

No	都道府県	施設名称	算定開始日	総病床数	承認病床数	拠点病院	支援病院
159	神奈川県	神奈川県立がんセンター	2020 年 4 月 1 日	415	20	○	
160		横浜甦生病院	2018 年 10 月 1 日	81	12		
161		社会福祉法人 親善福祉協会 国際親善総合病院	2020 年 4 月 1 日	287	25		
162		昭和大学横浜市北部病院	2020 年 4 月 1 日	689	25	○	○
163		神奈川県厚生農業協同組合連合会 伊勢原協同病院	2020 年 4 月 1 日	350	14		○
164		医療法人誠医会 宮川病院	2020 年 4 月 1 日	175	11		
165		ＡＯＩ国際病院	2021 年 11 月 1 日	328	28		○
166		川崎市立井田病院	2020 年 4 月 1 日	383	23	○	
167		医療法人社団 三成会 新百合ヶ丘総合病院	2021 年 6 月 1 日	563	21		○
168		横浜市立みなと赤十字病院	2020 年 4 月 1 日	634	25	○	○
169		横浜市立市民病院	2020 年 6 月 1 日	650	20	○	○
170		川崎市立多摩病院	2022 年 9 月 1 日	376	12		
171	新潟県	新潟県立がんセンター新潟病院	2020 年 4 月 1 日	404	21	○	
172		白根大通病院	2018 年 10 月 1 日	299	28		
173		新潟県厚生農業協同組合連合会 新潟医療センター	2018 年 9 月 1 日	399	20		
174		長岡西病院	2018 年 10 月 1 日	240	32		
175		長岡赤十字病院	2021 年 5 月 1 日	592	14	○	○
176		新潟県立加茂病院	2019 年 11 月 1 日	168	30		
177		南部郷厚生病院	2018 年 10 月 1 日	120	20		
178	山梨県	山梨県立中央病院	2020 年 4 月 1 日	644	15	○	○
179	長野県	長野医療生活協同組合 長野中央病院	2020 年 4 月 1 日	322	12		
180		医療法人愛和会 愛和病院	2020 年 4 月 1 日	64	48		
181		社会医療法人抱生会 丸の内病院	2021 年 4 月 1 日	199	10		
182		岡谷市民病院	2018 年 10 月 1 日	295	17		
183		組合立諏訪中央病院	2020 年 4 月 1 日	360	12		
184		特定医療法人 新生病院	2020 年 4 月 1 日	155	20		
185	愛知県	日本赤十字社愛知医療センター名古屋第一病院	2020 年 4 月 1 日	852	20	○	○
186		社会福祉法人聖霊会聖霊病院	2018 年 10 月 1 日	198	15		
187		みなと医療生活協同組合 協立総合病院	2020 年 4 月 1 日	434	16		
188		名古屋掖済会病院	2020 年 4 月 1 日	602	19		○
189		総合病院 南生協病院	2020 年 4 月 1 日	313	20		
190		岡崎市民病院	2021 年 5 月 1 日	680	20	○	○
191		一宮市立市民病院	2020 年 4 月 1 日	594	14	○	○
192		医療法人徳洲会 名古屋徳洲会総合病院	2020 年 4 月 1 日	350	18		
193		津島市民病院	2020 年 4 月 1 日	352	18		
194		医療法人豊田会 刈谷豊田総合病院	2020 年 11 月 1 日	704	20		○
195		愛知県厚生農業協同組合連合会 豊田厚生病院	2020 年 4 月 1 日	606	17	○	○
196		愛知県厚生農業協同組合連合会安城更生病院	2020 年 4 月 1 日	749	17	○	○
197		愛知県厚生農業協同組合連合会江南厚生病院	2020 年 4 月 1 日	684	20	○	○
198		小牧市民病院	2020 年 4 月 1 日	558	14	○	○
199		公立西知多総合病院	2019 年 8 月 1 日	468	20		○
200		藤田医科大学病院	2020 年 4 月 1 日	1376	37	○	
201		医療法人財団愛泉会 愛知国際病院	2020 年 4 月 1 日	72	20		
202		医療法人済衆館済衆館病院	2020 年 4 月 1 日	337	20		
203		愛知県厚生農業協同組合連合会 海南病院	2020 年 4 月 1 日	540	18	○	○
204		独立行政法人国立病院機構豊橋医療センター	2020 年 4 月 1 日	388	48		
205	岐阜県	岐阜清流病院	2020 年 4 月 1 日	372	28		
206		岐阜県厚生農業協同組合連合会 中濃厚生病院	2020 年 4 月 1 日	495	20	○	
207		公立学校共済組合 東海中央病院	2020 年 4 月 1 日	332	15		
208		岐阜県厚生農業協同組合連合会 岐阜・西濃医療センター 岐北厚生病院	2020 年 4 月 1 日	284	28		
209		岐阜県立多治見病院	2020 年 4 月 1 日	570	19	○	
210		岐阜県厚生農業協同組合連合会 飛騨医療センター 久美愛厚生病院	2022 年 1 月 1 日	300	23		
211	三重県	もりえい病院	2020 年 4 月 1 日	54	20		

No	都道府県	施設名称	算定開始日	総病床数	承認病床数	拠点病院	支援病院
212	三重県	みたき総合病院	2020 年 4 月 1 日	199	30		
213		三重県厚生農業協同組合連合会　鈴鹿中央総合病院	2020 年 4 月 1 日	460	20	○	
214		鈴鹿医療科学大学附属桜の森病院	2021 年 11 月 1 日	25	25		
215		藤田医科大学七栗記念病院	2020 年 4 月 1 日	218	20		
216		松阪厚生病院	2018 年 10 月 1 日	780	20		
217		松阪市民病院	2020 年 4 月 1 日	328	20		○
218		社会福祉法人恩賜財団済生会松阪総合病院	2020 年 4 月 1 日	430	24		○
219		市立伊勢総合病院	2019 年 2 月 1 日	300	20		○
220		伊勢赤十字病院	2020 年 4 月 1 日	647	20	○	○
221	静岡県	財団法人神山復生会　神山復生病院	2021 年 8 月 1 日	20	20		
222		静岡県立静岡がんセンター	2021 年 11 月 1 日	615	25	○	
223		医療法人社団秀峰会　川村病院	2020 年 7 月 1 日	76	20		
224		社会福祉法人　聖隷福祉事業団　総合病院　聖隷三方原病院	2020 年 4 月 1 日	940	27	○	
225	石川県	公益社団法人石川勤労者医療協会　城北病院	2019 年 6 月 1 日	300	20		
226		石川県済生会金沢病院	2020 年 5 月 1 日	260	28		
227		国民健康保険　小松市民病院	2020 年 4 月 1 日	340	10	○	○
228	富山県	富山県立中央病院	2020 年 4 月 1 日	733	25	○	○
229		富山赤十字病院	2020 年 4 月 1 日	401	12	○	○
230		富山県厚生農業協同組合連合会高岡病院	2020 年 4 月 1 日	533	16	○	○
231		高岡市民病院	2020 年 4 月 1 日	401	20		○
232	福井県	福井県立病院	2020 年 4 月 1 日	809	20	○	○
233		福井赤十字病院	2020 年 4 月 1 日	534	20	○	○
234		福井県済生会病院	2020 年 4 月 1 日	460	20	○	○
235	兵庫県	六甲病院	2021 年 7 月 1 日	178	23		
236		社会医療法人社団正峰会　神戸大山病院	2021 年 4 月 1 日	120	19		
237		神戸医療生活協同組合　神戸協同病院	2020 年 7 月 1 日	167	19		
238		医療法人協和会　協和マリナホスピタル	2020 年 9 月 1 日	122	30		
239		市立芦屋病院	2020 年 4 月 1 日	199	24		
240		宝塚市立病院	2020 年 4 月 1 日	436	15		○
241		兵庫県立丹波医療センター	2020 年 4 月 1 日	320	22	○	○
242		北播磨総合医療センター	2020 年 4 月 1 日	450	20		○
243		特定医療法人誠仁会　大久保病院	2020 年 4 月 1 日	199	18		
244		医療法人社団医仁会　ふくやま病院	2021 年 7 月 1 日	104	30		
245		高砂市民病院	2020 年 4 月 1 日	199	18		○
246		医療法人尼崎厚生会立花病院	2018 年 11 月 1 日	272	10		
247		尼崎医療生協病院	2020 年 4 月 1 日	199	20		
248		医療法人協和会　協和記念病院	2022 年 10 月 1 日	437	24		
249		医療法人協和会　第二協立病院	2018 年 11 月 1 日	425	22		
250		姫路聖マリア病院	2020 年 4 月 1 日	440	22		○
251		兵庫県立はりま姫路総合医療センター	2022 年 7 月 1 日	736	20		○
252		公立豊岡病院組合立豊岡病院	2020 年 4 月 1 日	518	20	○	○
253		公立八鹿病院	2019 年 2 月 1 日	380	20		○
254		神戸アドベンチスト病院	2020 年 4 月 1 日	116	21		
255		独立行政法人地域医療機能推進機構　神戸中央病院	2021 年 4 月 1 日	389	18		○
256		兵庫県立加古川医療センター	2020 年 4 月 1 日	353	25		○
257		独立行政法人国立病院機構　姫路医療センター	2019 年 5 月 1 日	411	21	○	○
258	京都府	一般財団法人薬師山病院	2018 年 10 月 1 日	70	50		
259		一般財団法人日本バプテスト連盟医療団　総合病院　日本バプテスト病院	2020 年 8 月 1 日	167	20		
260		公益社団法人信和会　京都民医連あすかい病院	2020 年 4 月 1 日	172	21		
261		公益社団法人京都保健会京都民医連中央病院	2020 年 4 月 1 日	411	14		
262		医療法人財団医道会　稲荷山武田病院	2020 年 4 月 1 日	55	18		
263		医療法人徳洲会　宇治徳洲会病院	2020 年 5 月 1 日	473	14	○	○
264		一般財団法人日伸会ビハーラ医療福祉機構　あそかビハーラ病院	2020 年 4 月 1 日	28	28		

No	都道府県	施設名称	算定開始日	総病床数	承認病床数	拠点病院	支援病院
265	京都府	社会医療法人美杉会　男山病院	2020 年 5 月 1 日	199	25		○
266		社会福祉法人京都社会事業財団　京都桂病院	2021 年 7 月 1 日	557	20	○	○
267		三菱京都病院	2020 年 5 月 1 日	188	14		○
268		医療法人社団洛和会　洛和会音羽病院	2020 年 4 月 1 日	548	14		○
269		京都府立医科大学附属病院	2020 年 4 月 1 日	1065	16	○	
270		京都市立病院	2021 年 3 月 1 日	548	14	○	○
271		京都第一赤十字病院	2022 年 1 月 1 日	607	14	○	○
272		独立行政法人国立病院機構京都医療センター	2021 年 5 月 1 日	600	20	○	○
273		独立行政法人国立病院機構舞鶴医療センター	2020 年 4 月 1 日	399	15		○
274	奈良県	吉田病院	2020 年 4 月 1 日	312	7		○
275		社会医療法人松本快生会　西奈良中央病院	2021 年 11 月 1 日	166	24		
276		国保中央病院	2020 年 4 月 1 日	220	20		
277		公益財団法人　天理よろづ相談所病院	2020 年 4 月 1 日	715	10	○	
278	大阪府	公益財団法人　浅香山病院	2020 年 4 月 1 日	1003	10		
279		医療法人錦秀会　阪和第二泉北病院	2018 年 10 月 1 日	969	21		
280		医療法人協仁会　小松病院	2020 年 4 月 1 日	190	18		
281		和泉市立総合医療センター	2020 年 5 月 1 日	307	24	○	
282		医療法人橘会　東住吉森本病院	2020 年 4 月 1 日	329	14		○
283		高槻赤十字病院	2020 年 4 月 1 日	335	20		○
284		医療法人ガラシア会　ガラシア病院	2020 年 4 月 1 日	104	46		
285		医療法人徳洲会　吹田徳洲会病院	2020 年 4 月 1 日	365	22		
286		大阪赤十字病院	2020 年 4 月 1 日	964	20	○	
287		医療法人社団　湯川胃腸病院	2020 年 4 月 1 日	34	34		
288		多根総合病院	2020 年 7 月 1 日	304	20		
289		大阪鉄道病院	2020 年 4 月 1 日	303	19		
290		市立ひらかた病院	2020 年 4 月 1 日	335	20		○
291		社会福祉法人大阪暁明館　大阪暁明館病院	2020 年 3 月 1 日	462	21		
292		宗教法人 在日本南プレスビテリアンミッション 淀川キリスト教病院	2020 年 4 月 1 日	581	27		○
293		松下記念病院	2020 年 4 月 1 日	323	16		○
294		医療法人協和会　千里中央病院	2018 年 10 月 1 日	400	25		
295		医療法人友紘会　彩都友紘会病院	2020 年 4 月 1 日	204	40		
296		ほうせんか病院	2018 年 10 月 1 日	220	48		
297		社会医療法人有隣会　東大阪病院	2020 年 2 月 1 日	265	30		
298		市立柏原病院	2020 年 4 月 1 日	220	17		
299		阪南中央病院	2022 年 10 月 1 日	199	17		
300		地方独立行政法人　市立東大阪医療センター	2020 年 4 月 1 日	520	25	○	○
301		医療法人京昭会　ツヂ病院	2019 年 12 月 1 日	99	15		
302		大阪市立総合医療センター	2020 年 4 月 1 日	1063	24	○	
303		耳原総合病院	2020 年 4 月 1 日	386	24		○
304		ベルランド総合病院	2020 年 4 月 1 日	477	15		○
305		医療法人樫本会　樫本病院	2020 年 9 月 1 日	199	16		
306		独立行政法人 地域医療機能推進機構 星ヶ丘医療センター	2020 年 4 月 1 日	580	16		
307		市立貝塚病院	2020 年 4 月 1 日	249	19		
308		市立岸和田市民病院	2020 年 4 月 1 日	400	20	○	○
309		独立行政法人国立病院機構　近畿中央呼吸器センター	2020 年 4 月 1 日	365	21		
310	滋賀県	市立大津市民病院	2020 年 4 月 1 日	401	20		○
311		彦根市立病院	2020 年 4 月 1 日	438	20	○	○
312		ヴォーリズ記念病院	2020 年 4 月 1 日	168	16		
313		滋賀県立総合病院	2020 年 4 月 1 日	535	20	○	○
314		公立甲賀病院	2020 年 4 月 1 日	413	12	○	○
315	和歌山県	医療法人南労会　紀和病院	2020 年 4 月 1 日	299	14		
316		日本赤十字社　和歌山医療センター	2020 年 4 月 1 日	873	14	○	○
317		独立行政法人国立病院機構南和歌山医療センター	2020 年 4 月 1 日	316	14	○	○
318	鳥取県	鳥取県立中央病院	2019 年 11 月 1 日	518	20	○	○

No	都道府県	施設名称	算定開始日	総病床数	承認病床数	拠点病院	支援病院
319	鳥取県	鳥取生協病院	2020 年 4 月 1 日	260	20		
320		藤井政雄記念病院	2021 年 10 月 1 日	120	20		
321		独立行政法人国立病院機構　米子医療センター	2020 年 4 月 1 日	270	20		
322	岡山県	総合病院　岡山協立病院	2020 年 4 月 1 日	318	17		
323		社会医療法人　岡村一心堂病院	2020 年 4 月 1 日	152	21		
324		社会医療法人鴻仁会　岡山中央病院	2020 年 11 月 1 日	243	14		○
325		川崎医科大学総合医療センター	2020 年 4 月 1 日	647	18		
326		公益財団法人大原記念倉敷中央医療機構　倉敷中央病院	2020 年 4 月 1 日	1172	14	○	○
327		倉敷成人病センター	2022 年 2 月 1 日	269	14		
328		川崎医科大学附属病院	2020 年 4 月 1 日	1182	11	○	
329		岡山赤十字病院	2020 年 9 月 1 日	500	20	○	○
330		岡山済生会総合病院	2020 年 4 月 1 日	473	25	○	○
331	広島県	県立広島病院	2020 年 4 月 1 日	712	20	○	
332		広島赤十字・原爆病院	2019 年 12 月 1 日	565	19	○	○
333		広島市医師会運営・安芸市民病院	2020 年 4 月 1 日	140	20		
334		ＪＲ広島病院	2020 年 4 月 1 日	275	20		
335		医療法人社団曙会　シムラ病院	2020 年 4 月 1 日	116	17		
336		医療法人和同会　広島パークヒル病院	2018 年 10 月 1 日	114	18		
337		広島医療生活協同組合　広島共立病院	2020 年 4 月 1 日	186	19		
338		メリィホスピタル	2020 年 12 月 1 日	199	47		
339		公立みつぎ総合病院	2020 年 4 月 1 日	240	6		
340		福山市民病院	2020 年 4 月 1 日	506	16	○	○
341		医療法人慈生会　前原病院	2020 年 4 月 1 日	59	14		
342		廿日市記念病院	2018 年 10 月 1 日	126	24		
343		独立行政法人国立病院機構　呉医療センター	2020 年 4 月 1 日	630	19	○	○
344	山口県	医療法人社団松涛会　安岡病院	2020 年 8 月 1 日	234	36		
345		下関市立市民病院	2019 年 10 月 1 日	382	20		○
346		綜合病院　山口赤十字病院	2019 年 11 月 1 日	427	25		○
347		独立行政法人地域医療機能推進機構　徳山中央病院	2020 年 1 月 1 日	519	25	○	○
348		光市立光総合病院	2021 年 6 月 1 日	210	20		
349		独立行政法人国立病院機構　山口宇部医療センター	2020 年 4 月 1 日	365	25		
350		独立行政法人国立病院機構岩国医療センター	2020 年 4 月 1 日	530	24	○	○
351	香川県	高松平和病院	2020 年 4 月 1 日	123	21		
352		宗教法人　カトリック聖ドミニコ宣教修道女会　坂出聖マルチン病院	2020 年 7 月 1 日	196	20		
353		香川県立中央病院	2020 年 4 月 1 日	533	15	○	○
354	徳島県	徳島市民病院	2020 年 4 月 1 日	335	24	○	○
355		近藤内科病院	2020 年 4 月 1 日	55	20		
356		徳島県立三好病院	2020 年 4 月 1 日	220	20		○
357	愛媛県	松山ベテル病院	2020 年 4 月 1 日	155	38		
358		社会福祉法人　恩賜財団　済生会今治病院	2020 年 4 月 1 日	191	20	○	
359		住友別子病院	2021 年 10 月 1 日	360	19	○	
360		西条愛寿会病院	2018 年 10 月 1 日	180	15		
361		社会医療法人石川記念会　ＨＩＴＯ病院	2020 年 4 月 1 日	257	17		
362		独立行政法人国立病院機構四国がんセンター	2020 年 4 月 1 日	368	25	○	
363	高知県	医療法人　三和会　国吉病院	2020 年 4 月 1 日	106	12		
364		医療法人　山口会　高知厚生病院	2020 年 4 月 1 日	42	16		
365		医療法人　久会　図南病院	2020 年 4 月 1 日	180	12		
366		社会医療法人　仁生会　細木病院	2018 年 10 月 1 日	456	12		
367		医療法人　治久会　もみのき病院	2020 年 5 月 1 日	60	12		
368		いずみの病院	2020 年 4 月 1 日	238	12		
369		医療法人五月会　須崎くろしお病院	2020 年 4 月 1 日	158	10		
370	福岡県	たたらリハビリテーション病院	2020 年 4 月 1 日	199	21		
371		友田病院	2020 年 4 月 1 日	72	16		

No	都道府県	施設名称	算定開始日	総病床数	承認病床数	拠点病院	支援病院
372	福岡県	社会医療法人　原土井病院	2018 年 10 月 1 日	476	30		
373		社会医療法人社団至誠会　木村病院	2020 年 12 月 1 日	121	19		
374		栄光病院	2020 年 4 月 1 日	178	71		
375		宗像医師会病院	2020 年 4 月 1 日	164	12		○
376		福岡聖恵病院	2020 年 6 月 1 日	288	25		
377		村上華林堂病院	2020 年 4 月 1 日	160	20		
378		秋本病院	2020 年 4 月 1 日	50	16		
379		及川病院	2020 年 4 月 1 日	36	15		
380		さくら病院	2020 年 4 月 1 日	152	24		
381		医療法人社団　誠和会　牟田病院	2019 年 4 月 1 日	163	20		
382		西福岡病院	2018 年 10 月 1 日	248	15		
383		医療法人　社団　広仁会　広瀬病院	2018 年 10 月 1 日	62	13		
384		社会医療法人　喜悦会　那珂川病院	2020 年 4 月 1 日	162	24		
385		公立学校共済組合　九州中央病院	2020 年 4 月 1 日	330	14	○	○
386		医療法人恵光会　原病院	2020 年 4 月 1 日	220	16		○
387		二日市那珂川病院	2022 年 12 月 1 日	50	14		
388		糸島医師会病院	2020 年 4 月 1 日	150	14		○
389		井上病院	2020 年 4 月 1 日	73	16		
390		みどりの杜病院	2018 年 10 月 1 日	30	30		
391		聖マリア病院	2020 年 4 月 1 日	1097	16	○	○
392		古賀病院２１	2018 年 10 月 1 日	201	14		
393		朝倉医師会病院	2020 年 4 月 1 日	224	20	○	○
394		嶋田病院	2020 年 4 月 1 日	157	14		○
395		医療法人聖峰会　田主丸中央病院	2020 年 4 月 1 日	343	13		○
396		長田病院	2018 年 10 月 1 日	182	20		
397		医療法人　完光会　今野病院	2018 年 10 月 1 日	60	20		
398		飯塚病院	2020 年 4 月 1 日	1048	18	○	○
399		福岡県済生会飯塚嘉穂病院	2020 年 4 月 1 日	197	20		
400		芦屋中央病院	2020 年 6 月 1 日	137	15		
401		社会医療法人共愛会　戸畑リハビリテーション病院	2020 年 4 月 1 日	173	17		
402		製鉄記念八幡病院	2020 年 4 月 1 日	453	16		○
403		福岡県済生会八幡総合病院	2020 年 4 月 1 日	399	22		
404		独立行政法人　地域医療機能推進機構　九州病院	2020 年 4 月 1 日	575	12	○	○
405		聖ヨハネ病院	2021 年 2 月 1 日	39	20		
406		北九州市立医療センター	2020 年 4 月 1 日	636	20	○	○
407	佐賀県	なゆたの森病院	2018 年 10 月 1 日	165	20		
408		河畔病院	2018 年 10 月 1 日	183	18		
409		西田病院	2020 年 4 月 1 日	118	20		
410		佐賀県医療センター好生館	2020 年 4 月 1 日	450	15	○	○
411		独立行政法人国立病院機構　嬉野医療センター	2019 年 7 月 1 日	399	21	○	○
412	長崎県	聖フランシスコ病院	2020 年 9 月 1 日	190	34		
413		出島病院	2021 年 1 月 1 日	43	36		
414		特定医療法人雄博会　千住病院	2018 年 10 月 1 日	186	19		
415		医療法人仁寿会　南野病院	2020 年 4 月 1 日	95	18		
416		日本赤十字社　長崎原爆病院	2020 年 7 月 1 日	315	18	○	○
417	熊本県	熊本第一病院	2020 年 7 月 1 日	125	13		
418		桜十字病院	2020 年 4 月 1 日	638	25		
419		イエズスの聖心病院	2020 年 4 月 1 日	75	37		
420		桜十字熊本東病院	2021 年 2 月 1 日	49	13		
421		熊本市医師会熊本地域医療センター	2020 年 4 月 1 日	227	14		
422		御幸病院	2018 年 10 月 1 日	186	20		
423		医療法人　朝日野会　朝日野総合病院	2019 年 10 月 1 日	378	25		
424		鶴田病院	2020 年 4 月 1 日	105	20		
425		阿蘇温泉病院	2018 年 10 月 1 日	260	14		
426		合志第一病院	2020 年 4 月 1 日	132	26		

No	都道府県	施設名称	算定開始日	総病床数	承認病床数	拠点病院	支援病院
427	熊本県	くまもと森都総合病院	2020年11月1日	199	15		
428		大腸肛門病センター高野病院	2020年4月1日	166	20		
429		独立行政法人国立病院機構熊本南病院	2020年4月1日	172	16		
430		山鹿市民医療センター	2020年4月1日	201	13		○
431		独立行政法人地域医療機能推進機構　人吉医療センター	2020年4月1日	252	30	○	○
432		球磨郡公立多良木病院	2018年6月1日	183	10		
433	大分県	大分ゆふみ病院	2018年10月1日	24	24		
434		大分市医師会立アルメイダ病院	2020年5月1日	406	21		○
435		大分県厚生連鶴見病院	2020年4月1日	230	14		
436		中津胃腸病院	2018年10月1日	112	14		
437		中津市立中津市民病院	2019年5月1日	250	12	○	○
438		大分県済生会日田病院	2020年4月1日	199	14	○	○
439	宮崎県	医療法人社団晴緑会宮崎医療センター病院	2021年1月1日	292	16		
440		潤和リハビリテーション振興財団　潤和会記念病院	2020年4月1日	446	24		
441		宮崎市郡医師会病院	2020年8月1日	267	12		○
442		医療法人倫生会三州病院	2020年4月1日	67	27		
443		医療法人久康会　平田東九州病院	2018年10月1日	125	21		
444	鹿児島県	公益社団法人　鹿児島共済会　南風病院	2020年4月1日	338	14		○
445		鹿児島市医師会病院	2020年4月1日	199	31		○
446		いづろ今村病院	2020年4月1日	115	20		
447		相良病院	2020年4月1日	80	24	○	
448		社会医療法人聖医会　サザン・リージョン病院	2020年4月1日	131	11		
449		出水郡医師会広域医療センター	2020年4月1日	222	10	○	○
450		霧島市立医師会医療センター	2020年4月1日	254	35		○
451		独立行政法人　国立病院機構南九州病院	2020年4月1日	425	25		
452	沖縄県	社会医療法人　葦の会　オリブ山病院	2020年2月1日	343	21		
453		医療法人沖縄寿光会　与勝病院	2020年4月1日	140	20		
454		豊見城中央病院	2021年6月1日	188	21		
455		アドベンチスト　メディカルセンター	2020年12月1日	48	40		
456		独立行政法人国立病院機構　沖縄病院	2020年4月1日	300	25		
457		沖縄赤十字病院	2020年4月1日	302	26		○
	合　計	緩和ケア病床数　9,333床					

（2023年2月27日時点で，各地方厚生局のウェブサイトに掲載されている「施設基準等　届出受理医療機関名簿」および，各病院ウェブサイトの掲載情報を元に作成）

ホスピス緩和ケア白書 2023

アドバンス・ケア・プランニング（ACP）の 概念と実践への取り組み

発 行	2023年4月6日　第1版第1刷ⓒ
編 集	木澤義之・志真泰夫・髙宮有介・恒藤　暁・ 宮下光令
企画担当	森　雅紀・木澤義之
編集協力	公益財団法人 日本ホスピス・緩和ケア研究振興財団 特定非営利活動法人 日本ホスピス緩和ケア協会
発 行 者	工藤　良治
発 行 所	株式会社 青海社 〒113-0031 東京都文京区根津1-4-4 根津フェニックスビル ☎ 03-5832-6171　FAX 03-5832-6172
装 幀	石原　雅彦
印 刷 所	モリモト印刷 株式会社
